C.H.BECK  WISSEN

in der Beck'schen Reihe

Die Schuppenflechte (Psoriasis) zählt zu den häufigsten Hauterkrankungen. Die körperlichen Beschwerden, der beträchtli-
che tägliche Behandlungsaufwand wie auch die psychische
Beanspruchung durch die sichtbaren Hautveränderungen bela-
sten die Betroffenen in besonderem Maße.

Anhand beispielhafter Patientenschicksale stellt der Autor
die Situation der Erkrankten dar, beschreibt die wichtigsten
Ursachen der Schuppenflechte und erläutert die derzeitigen
Behandlungsmöglichkeiten.

Dr. *Matthias Augustin* ist Facharzt für Hauterkrankungen und
Allergologe sowie Oberarzt an der Hautklinik der Universität
Freiburg.

Prof. Dr. *Erwin Schöpf* ist Facharzt für Hauterkrankungen,
Allergologe, Professor an der Universität Freiburg und Ärztli-
cher Direktor der dortigen Universitäts-Hautklinik.

Matthias Augustin
Erwin Schöpf

PSORIASIS

Ursachen und Therapie
der Schuppenflechte

Verlag C. H. Beck

Mit 5 Abbildungen und 7 Tabellen

Die Deutsche Bibliothek – CIP-Einheitsaufnahme

Augustin, Matthias:
Psoriasis : Ursachen und Therapie der Schuppenflechte /
Matthias Augustin ; Erwin Schöpf. – Orig.-Ausg. – München :
Beck, 1999
  (C. H. Beck Wissen in der Beck'schen Reihe ; 2125)
  ISBN 3 406 44725 2

Originalausgabe
ISBN 3 406 44725 2

Umschlagentwurf von Uwe Göbel, München
© C. H. Beck'sche Verlagsbuchhandlung (Oscar Beck), München 1999
Satz: Kösel, Kempten
Druck und Bindung: C. H. Beck'sche Buchdruckerei, Nördlingen
Gedruckt auf säurefreiem, alterungsbeständigem Papier
(hergestellt aus chlorfrei gebleichtem Zellstoff)
Printed in Germany

Inhalt

1. Einführung

Die Psoriasis (Schuppenflechte) zählt zu den häufigsten Hauterkrankungen. Etwa ein bis zwei Millionen Menschen in
Deutschland sind gelegentlich oder dauerhaft von ihr betroffen. Für die Betroffenen ist die Psoriasis nicht selten mit zahlreichen Unannehmlichkeiten verbunden. Hierzu zählen körperliche Beschwerden wie Spannungsgefühl, Trockenheit,
Schuppung der Haut sowie gelegentlich Gelenkschmerzen.
Auch der Aufwand für die tägliche Behandlung ist oft
beträchtlich. Darüber hinaus fühlen sich viele Betroffene durch
die Sichtbarkeit der Hautveränderungen und auch heute noch
bestehende Vorurteile gegenüber Hautkranken psychisch be-
lastet. Sogar Benachteiligungen am Arbeitsplatz oder in der
Öffentlichkeit (Schwimmbäder, Sauna) werden immer wieder
berichtet. Auf der anderen Seite haben viele an Psoriasis
Erkrankte Wege gefunden, mit ihrer Erkrankung umzugehen
und individuell passende Maßnahmen anzuwenden.

Aufgrund des meist chronischen, oft schubweisen Verlaufes
der Erkrankung werden von den betroffenen Menschen mit
Psoriasis immer wieder neue Therapieverfahren ausprobiert
und Hoffnungen in neu entwickelte Methoden gesetzt. Zahlreiche der angebotenen Methoden aus der etablierten Medizin
wie auch aus der Alternativmedizin haben die Erwartungen
der Psoriasis-Kranken nicht erfüllt. Bei anderen haben sich die
Nebenwirkungen als zu schwerwiegend erwiesen. Etliche Verfahren haben sich aber auch als hilfreich für die Behandlung
erwiesen und nehmen inzwischen einen festen Platz in der
Behandlung ein.

Das vorliegende Buch stellt die Situation von Personen mit
Psoriasis dar und vermittelt einen Überblick über die aktuellen
Konzepte zu den Krankheitsursachen. Die gängigen Therapie-
formen wie auch das Spektrum der alternativ-medizinischen
Verfahren werden dargestellt.

2. Die Situation des Patienten mit Psoriasis

Herr S. ist 35 Jahre alt und arbeitet als Außendienstmitarbeiter in einer Zulieferfirma für die Automobilindustrie. Als gelernter Industriemechaniker hat er sich vor drei Jahren entschlossen, aus der Produktion in den Außendienst zu wechseln. Seine neue Beschäftigung macht ihm Spaß, wenngleich er sich manchmal nach der geregelteren Tätigkeit in der Werkstatt zurücksehnt. Seit seiner Ausbildungszeit im Alter von 18 Jahren leidet Herr S. an Psoriasis. In den letzten zwei Wochen hat sich der Zustand seiner Haut zunehmend verschlechtert. Neben den praktisch dauerhaft bestehenden Schuppungen und Rötungen an den Ellenbogen sind in dieser Zeit zunehmend neue kleine Flecken an den Armen, Beinen, Händen und am Rücken dazugekommen. Herr S. kennt diese immer wieder auftretenden Schübe und begibt sich am Montagmorgen in die Psoriasis-Sprechstunde der Hautklinik. Seine für den Nachmittag geplante Fahrt zu einem Kunden bittet er einen Kollegen zu übernehmen. Da sich inzwischen auch Schuppen und Rötungen an der Stirn und den Ohren gebildet haben, ist er ohnehin ungern in Kundenkontakt.

Der Hautarzt begrüßt ihn und erkundigt sich nach den möglichen Auslösern seines Schubes. „Ich habe keine Ahnung, warum die Haut jetzt schon wieder schlechter geworden ist. Mein letzter Schub liegt doch erst drei Monate zurück – und jetzt schon wieder!" „Das ist in der Tat eine Belastung. Das feinfleckige Erscheinungsbild Ihrer Schuppenflechte deutet darauf hin, daß ein innerlicher Krankheitsherd zur erneuten Auslösung geführt haben könnte. Haben Sie in letzter Zeit Mandelentzündungen, Zahnprobleme oder andere Entzündungsherde im Körper bemerkt?" „Das nicht, aber jetzt, wo Sie darüber sprechen, fällt mir ein, daß ich vor drei Wochen eine Grippe hatte und mit hohem Fieber im Bett liegen mußte." Der behandelnde Arzt erklärt Herrn S., daß auch akute Infektionen zu einem Schub der Schuppenflechte beitragen können. Oftmals klingt der auslösende Infekt rasch wieder ab, wäh-

rend die einmal in Gang gesetzte Entzündung der Schuppen-
flechte zunächst stärker wird und dann verbleibt. Der Arzt
nimmt Herrn S. Blut zur Bestimmung von Entzündungswerten
ab, verschreibt ihm dann zwei Salben zum Abklingen der Ent-
zündung und bittet ihn um Wiedervorstellung nach einer
Woche.

Herr S. besorgt sich aus der Apotheke die Medikamente und
beginnt mit der Salbenbehandlung. Es dauert mehrere Tage,
bis die Schuppenbildung der Haut zurückgeht. Nach einer wei-
teren Woche hellen sich die Flecken am Körper und im Ge-
sichtsbereich langsam auf, so daß Herr S. wieder seiner beruf-
lichen Tätigkeit nachgehen kann.

Die hier geschilderte Situation ist typisch für viele Patienten mit
Psoriasis. Phasen von weitgehender Beschwerdefreiheit wechseln sich mit akuten und zum Teil auch länger anhaltenden
Schüben ab. Nicht selten werden die Schübe durch Auslösefaktoren mitbedingt, z. B. eine akute grippale Infektion. Im
Verlaufe dieser Infekte kommt es zu einer Zunahme der
Hautbeschwerden, die eine ärztliche Behandlung erforderlich
machen und für die Patienten oft so belastend sind, daß sie
soziale Kontakte meiden und an ihrem Arbeitsplatz nicht arbeiten können. Dies sieht man besonders häufig bei Menschen,
die in ihrem Beruf Kundenverkehr aufweisen, z. B. Verkäufern,
Außendienstmitarbeitern, Friseuren oder Angehörigen von
Pflegeberufen. Eine weitere Belastung für die Patienten liegt in
der notwendigen intensiven Behandlung, die oftmals mehrfach
tägliche Salbenanwendungen erfordert oder in schweren Fällen
auch die Einnahme starker immununterdrückender Medikamente. Bei der Behandlung sind einige Patienten auf fremde
Hilfe angewiesen, da sie manche Körperareale nicht selbst
erreichen können.

Herr S. hat inzwischen seine Tätigkeit im Außendienst wieder
aufgenommen und besucht täglich mehrere Kunden in der
gesamten Region. Morgens steht er eine Stunde früher auf, um
sich gründlich einzusalben und die Salbe ausreichend einziehen

zu lassen. Abends geht er ohnehin nur ungern aus, solange seine Hautveränderungen im Gesicht noch zu erkennen sind. Aus diesem Grund hat er aber Zeit, sich abends nochmals in Ruhe zu behandeln und im Salbentuch einzuschlafen. Nach weiteren drei Wochen intensiver Behandlung sind die Hautveränderungen weitgehend abgeheilt.

Auf Nachfrage erzählt Herr S., daß seine größte Befürchtung darin besteht, daß seine beiden Kinder im Alter von sieben und vier Jahren ebenfalls später Schuppenflechte bekommen könnten. Auch er selbst habe sie von seinem Vater geerbt, der allerdings nur selten sichtbare Ausschläge aufgewiesen habe. Seine Frau habe sich jedoch inzwischen gut an die Schuppenflechte ihres Mannes gewöhnt und würde sich aus den Hautausschlägen nichts machen. Herr S. hatte sich auch schon überlegt, an einer Selbsthilfegruppe teilzunehmen und noch mehr über die Erkrankung zu erfahren. Hierfür läßt ihm aber seine berufliche Tätigkeit keine Zeit. Aus Büchern hat er sich bislang nicht informiert, doch vertraut er den behandelnden Ärzten, die ihm sicherlich alle modernen Therapiemöglichkeiten nennen würden.

Natürlich ist hier nur ein Einzelfall dargestellt, der nicht auf alle betroffenen Patienten mit Psoriasis gleichermaßen übertragbar ist. Das Spektrum der unterschiedlichen Reaktionsweisen bei Patienten mit Psoriasis ist sehr groß und reicht von gänzlicher Unbetroffenheit trotz starker Hautausschläge bis hin zu tiefer Niedergeschlagenheit bei vergleichsweise geringen Hautveränderungen. Auch die Auswirkungen der Psoriasis auf das tägliche Leben werden von den Patienten unterschiedlich erlebt. Bei der Behandlung der Psoriasis geht es deswegen darum, die individuelle Situation des Betroffenen zu verstehen und in der Behandlung zu berücksichtigen.

3. Die Psoriasis im historischen Abriß

In früherer Zeit oft verkannt: Psoriasis und Aussatz

Aufgrund des bedeutsamen genetischen Anteils bei der Psoriasis-Entstehung und angesichts ihrer großen Häufigkeit in der heutigen Bevölkerung ist anzunehmen, daß diese Erkrankung in allen Epochen der Menschheitsgeschichte vorkam und auch früher bereits eine gewisse Häufigkeit hatte. Als eigenständige, nicht-infektiöse, chronische Erkrankung wurde die Psoriasis allerdings erst im letzten Jahrhundert erwähnt und dabei nicht nur morphologisch, sondern auch ansatzweise pathogenetisch beschrieben.

In Altertum, Mittelalter und den folgenden Jahrhunderten ordnete man die Psoriasis-Erscheinungen nach den vorliegenden Quellen global dem „Aussatz" zu und unterschied noch nicht zwischen ansteckenden, gefährlichen Formen des Aussatzes wie der Lepra und der harmlosen Psoriasis. Eine erstmalige aktenkundige Beschreibung findet der „Aussatz" bekanntlich an mehreren Stellen in der Bibel. Auch hier ist nicht eindeutig geklärt, um welche Erkrankungen es sich damals nach heutiger dermatologischer Nomenklatur handelte. Möglich ist, daß die im Neuen Testament beschriebene „Heilung eines Aussätzigen" nicht die Heilung von Lepra, sondern die Abheilung (Spontanheilung?) einer Psoriasis war. Im Laufe des Mittelalters mit einer zunehmenden Ballung der Bevölkerung in den entstehenden Städten spielte das Problem von ansteckenden Krankheiten eine zunehmende Rolle. „Aussätzige" wurden nicht selten aus den Städten verbannt und mußten als Einsiedler oder Nichtseßhafte ihr Leben fristen. Sie waren oft angewiesen auf die Unterstützung durch Klöster oder andere karitative Einrichtungen.

In der medizinischen Nomenklatur und Literatur des Altertums wurden für unsere heutige Psoriasis vulgaris verschiedene Namen wie „Lepra", „Alphos", „Lichen" und „Psora" verwendet. Sowohl griechische wie auch römische und arabische Ärzte und Schriftsteller haben die verschiedenen Erscheinungen der Psoriasis präzise beschrieben, dabei allerdings auch Hauterkrankungen subsummiert, die heute zu gänzlich anderen Diagnosen gezählt werden. Im Altertum wurde die Erkrankung statt dessen pauschal den infektiösen Hautleiden zugeordnet. Hippokrates bezeichnete mit „Psoriasis" schuppige Auflagerungen an den Augenlidern und Augenwinkeln sowie einen rauhen und schuppigen Zustand des Hodensackes, der mit Juckreiz und aufgekratzten Stellen verbunden ist.

Noch Ende des 18. Jahrhunderts unterschied Robert Willan, einer der bedeutendsten Hautärzte seiner Zeit, in dem Werk „Die Hautkrankheiten und ihre Behandlung" (1799) zwei Formen der Psoriasis, eine „eigentliche" Psoriasis und eine Lepra: „Durch das Wort Lepra will ich das Übel verstanden wissen, welches diejenigen Ärzte der Griechen mit diesem Namen belegen, die in ihren Beschreibungen am genauesten zu Werke gegangen sind. Es gibt sich durch schuppige Flecke von verschiedener Größe zu erkennen, die aber jederzeit eine fast zirkelförmige Gestalt haben. Mir sind hierzulande drei Variationen der Krankheit vorgekommen, die ich unter dem Namen Lepra vulgaris, Lepra Alphos und Lepra nigricans beschreiben werde." Anfang des 19. Jahrhunderts wagte man der Autorität Willans kaum zu widersprechen, so daß erst Hont 30 Jahre später darauf hinwies, daß die von Willans beschriebenen Krankheiten Lepra und Psoriasis ein und dieselbe Krankheit, nämlich die Psoriasis in unterschiedlichen Erscheinungsformen, sind. Daran anschließend entschieden sich auch die deutschen Autoren wie Fuchs („Die krankhaften Veränderungen der Haut", 1841), Simon („Die Hautkrankheiten", 1851) und Hebra („Über Psoriasis". Allgemeine Wiener Medizinische Zeitung, 1857) zur einheitlichen Bezeichnung „Psoriasis".

Im ausgehenden 19. und 20. Jahrhundert führte die Entwicklung der naturwissenschaftlich orientierten Dermatologie zu einer präziseren Beschreibung von Hauterkrankungen und auch zu Versuchen einer Systematisierung. In einem Lehrbuch der Dermatologie von 1905 (F. Mracek, „Handbuch der Hautkrankheiten", Wien 1905) schreibt S. Gross, Wien, zur Ätiologie: „Die Ätiologie der Schuppenflechte ist bis heute im Dunkeln gehüllt. Wir verfügen demgemäß über eine Anzahl von Theorien über die Ursache dieser Erkrankung … Vorweg wollen wir bemerken, daß keine einzige derselben genügend geschützt erscheint, keine einzige imstande ist, den Symptomcomplex der Psoriasis mit all seinen klinischen und anatomischen Eigenthümlichkeiten zu erhellen." Diese Aussage aus dem Jahre 1905 kann heute fast ebenso getroffen werden, denn trotz des großen Wissens über die Mechanismen der Schuppenflechte und ihre Therapie fehlt immer noch eine einheitliche Theorie zur Ursächlichkeit.

In seinem Buchbeitrag führt S. Gross die häufigsten Theorien zur Entstehung in der damaligen Zeit aus. Hierzu zählt die „parasitäre Theorie", nach der einige Autoren eine Übertragung der Psoriasis von Menschen und Tieren beobachtet haben wollen und auf eine infektiöse Genese schließen. Von anderen Autoren wurde diese infektiöse Ursache schon damals abgelehnt. Eine weitere Theorie war die „dyskrasische Theorie", nach der die Psoriasis auf eine vererbte, konstitutionelle Diathese zurückgeführt wird, die mit einer „Autointoxication" einhergehen soll. „Dyskrasie" heißt hier die Einwirkung eines krankmachenden Giftes.

Nach der „neuropathischen Theorie" wird die Psoriasis als Ausdruck einer „functionellen Schwäche des die Hauternährung regulierenden nervösen Centrums" erklärt. Mehrere Autoren bringen die Schuppenflechte mit „neuropathischer Veranlagung, Hysterie und Neuralgie" in Zusammenhang. Ebenso verweisen viele Autoren auf eine Psoriasis-Auslösung durch psychische Aufregungen, Schreck und heftigen Ärger.

Nach der „Köbner-Theorie" (1876) entstehen Schuppenflechten-Herde an gesunden Hautstellen nach Reizung, z. B. bei Tätowierungen, Impfungen etc. Köbner schließt daraus, daß bei bestehender Disposition der Haut verschiedene innere und äußere Reize zur Auslösung der chronischen Entzündung führen können. Die Reizphänomene nach Köbner haben auch heute noch Gültigkeit und werden immer noch nach ihm benannt.

Trotz dieser eindeutigen Zuordnung der Psoriasis zu den chronisch-entzündlichen, nicht-infektiösen Dermatosen bestanden in der damaligen Zeit des 19. Jahrhunderts nicht zuletzt infolge eines gewissen viktorianischen Puritanismus und einer vergleichsweise großen Häufigkeit von Geschlechtskrankheiten viele Vorbehalte gegenüber hautkranken Menschen in der Bevölkerung, die sich zum Teil bis heute gehalten haben. Die Psoriasis ist vermutlich nicht selten mit einer Syphilis im Sekundärstadium verwechselt worden, gekennzeichnet durch vielfältige klinische Erscheinungsbilder, darunter kleinfleckige Schuppungen und Rötungen.

Die Behandlung der Psoriasis bestand auch im ausgehenden 19. Jahrhundert schon aus äußerlichen Salbenanwendungen, darunter Teerpräparaten, Bädern und Heliotherapie (Sonnenbehandlung).

Als wirksame Medikamente wurden in der damaligen Zeit auch zahlreiche, heute obsolete Mittel eingesetzt, z. B. empfiehlt Kaposi „die asiatische Pille", bestehend aus pulverisiertem Arsen, schwarzem Pfeffer, Akaziensaft (zitiert nach G. T. Jackson, „Diseases of the Skin", New York, Philadelphia 1896). Andere Empfehlungen aus dem genannten Buch waren Terpentinöl (dreimal täglich nach den Mahlzeiten), Antimon-Lösung, Kaliumbromid, Chrysarobin (Pflanze). Als äußerliche Maßnahmen wurden in der damaligen Zeit die genannten Teerprodukte, schwefelhaltige Mittel, ätherische Öle (z. B. Thymol) und – bis heute erhalten – Salicylsäure in Vaseline eingesetzt.

Auch im Handbuch der Hautkrankheiten von Racek (1905) werden verschiedene Arsenpräparate zur innerlichen Anwendung empfohlen, z. B. Arsen-Jod-Quecksilber-Verbindungen (Donovan-Lösung), Ichthyol und Arsen. Herxheimer injizierte arsenige Säure intravenös, zum Teil wurde diese auch subkutan verabreicht.

Auf manche Folgen der Arsenanwendung wie übermäßige Verhornungen der Haut wurde damals schon hingewiesen, ~ht aber auf das inzwischen bekannte hohe Risiko einer spä-~ Hautkrebserkrankung (Basaliom).

Zur äußerlichen Behandlung der Schuppenflechte gehörte 1905 die Reinigung der Haut in Bädern, kombiniert mit Seifen, Abreibungen oder direkten Seifenbädern. Auch Einreibungen mit fetten Ölen, Einhüllungen in Kautschukgewänder und Salbungen waren häufig. Als Wirkstoffe wurden vorwiegend Teer, Schwefel, Chrysarobin sowie ätzende Anwendungen von Salpetersäure und Eisessig erwähnt. Erste Versuche der Anwendung der Röntgentherapie wurden bereits 1901 auf dem 6. Kongreß der Deutschen Dermatologischen Gesellschaft in Breslau von Neisser vorgestellt, „bei welchen eine Beeinflussung im günstigen Sinne unverkennbar war".

G. Nobel beschreibt in Jadassohns „Handbuch der Haut- und Geschlechtskrankheiten" (1928) weitere Anwendungen mit den schon genannten Reagenzien Schwefel, Teer, Salicylsäure, Quecksilber, Pyrogallol und Arsen. In die Therapie neu hinzugekommen ist seit dem 1. Weltkrieg die Behandlung mit Cignolin (Dithranol), welches auch heute noch Verwendung findet. In diesem Buch werden auch bereits Krebserkrankungen als Folge der Arsentherapie angeführt. Weitere verwendete Mittel sind Quecksilber- und Jodverbindungen. Das Cignolin wurde aus dem Pflanzenwirkstoff Chrysarobin abgeleitet und unterscheidet sich von diesem nur durch eine geringfügige chemische Modifikation.

Hinsichtlich der Bedeutung diätetischer Maßnahmen herrschte schon in den ersten Jahrzehnten dieses Jahrhunderts eine erhebliche Kontroverse. Bedeutende Dermatologen wie Brocq hielten den strengen Vegetarismus bei vielen therapieresistenten Psoriasisfällen für sehr heilsam und betonten die Überlegenheit diätetischer Maßnahmen gegenüber reinen Lokalmaßnahmen bei manchen Psoriatikern. Ein anderer berühmter Dermatologe, Unna, war gegensätzlicher Ansicht und hielt die Beeinflußbarkeit des Krankheitsprozesses durch Nahrungsfaktoren für unwesentlich.

In den 30er Jahren war die Strahlentherapie der Psoriasis weiterentwickelt worden, neben den Röntgenstrahlen kamen auch Radium sowie Sonnenlicht und künstliche Lichtquellen zum Einsatz.

Als Besonderheit wurde in der damaligen Zeit vielfach bei jungen Patienten mit Psoriasis eine Röntgenbestrahlung des Thymus durchgeführt („Organotherapie", z. B. in der Hautklinik Prag).

Die UV-Behandlung mit Höhensonne und Quarz-Quecksilber-Dampflampen wird von Nobel nur kurz gestreift.

Unter den innerlich anzuwendenden Mitteln werden in den 20er und 30er Jahren vielfach „Substitutionstherapien" mit Hormonpräparaten durchgeführt, z. B. mit Schilddrüsenhormonen, Hypophysen-Ovarial-Extrakten. Auch Injektionen von Bakterien-Lysaten, Eigenblutbehandlungen und Aderlaß wurden von einigen Autoren propagiert, konnten offenbar aber nicht alle Dermatologen überzeugen.

Die Periode der modernen Medizin seit dem 2. Weltkrieg ist durch die Entwicklung effizienter Antibiotika sowie immunwirksamer Medikamente (Cortison, Immunsuppressiva) gekennzeichnet. Die Psoriasis-Therapie hat von diesen Neuentwicklungen erheblich profitiert (vgl. Kapitel „Therapie der Psoriasis"). Darüber hinaus haben die Einsichten in psychosomatische und psychosoziale Zusammenhänge auch bei der Psoriasis erheblich an Bedeutung gewonnen. Nicht zuletzt entwickelte sich auch eine größere Mündigkeit und Eigenverantwortlichkeit der Patienten mit Psoriasis, die u. a. in der Entstehung zahlreicher Selbsthilfegruppen und Psoriasis-Verbände ihren Ausdruck fand. Auch die inzwischen große Zahl von Ratgebern, Büchern und Zeitschriftenartikeln für Patienten mit Psoriasis spiegeln die gewachsene Eigeninitiative der Betroffenen wider.

Aufgabe des dermatologisch behandelnden Arztes ist es heutzutage, diese Eigeninitiative des Patienten zu fördern und für die Therapie zu nutzen. Ihm obliegt es, die modernen Therapieverfahren ebenso zu kennen wie sinnvolle traditionelle Therapiemethoden zu bewahren und aus beiden dem Patienten ein individuelles Therapieprogramm vorzuschlagen.

Zukünftig wird es noch wichtiger sein, die Behandlung des Patienten als „Therapiebündnis" anzusehen, in dem der Patient gleichermaßen sowohl Auftraggeber als auch Behandlungspartner ist.

Tab. 3.1: Zeittafel zur Historie der Psoriasis.

Jahr/Epoche	Ereignis
Altertum (vor Christi Geburt)	Erwähnung von „Aussätzigen" an mehreren Stellen im Alten Testament
Altertum, Griechenland	Behandlung der Psoriasis mit Teer, Ernährungsmaßnahmen
Mittelalter	„Aussätzige" werden aus Städten und Dörfern ausgeschlossen
19. Jahrhundert	Erste Beschreibung der Psoriasis als nichtansteckende, chronische Hauterkrankung
1857	Duchenne berichtet über Erfolge mit der Arsentherapie
1859	Van Dommelen propagiert die Quecksilber-(Sublimat-)Behandlung
1876	Köbner-Theorie der Psoriasis (Reizeffekt auf die Haut löst Psoriasis aus)
1878	Parasitäre Theorie der Psoriasis (Lang u. a.)
1878	Neuropathische Theorie der Psoriasis (Eulenburg u. a.)
1881	Adams propagiert vegetarische Behandlung der Psoriasis
1888	Ries und Ducrey widerlegen parasitäre Therapie der Entstehung
1901	Neisser berichtet über Therapie mit Röntgenstrahlen
1915	Linser beschreibt Behandlung mit künstlichem UV-Licht
1916	Einführung der Therapie mit Dithranol (Cignolin), welches das pflanzliche Chrysarobin ablöst
1955	Einführung der Cortison-Therapie
1975	Erstbeschreibung der genetischen Verbindungen zum HLA-System
1988	Ersteinsatz von Cyclosporin A

Wir fassen zusammen: Die Psoriasis kam vermutlich bereits im Altertum und in allen späteren Epochen vor, besonders bei hellhäutigen Rassen. In früherer Zeit wurde sie nicht als solche bezeichnet, sondern dem „Aussatz" zugeordnet und wahrscheinlich als ansteckende Erkrankung betrachtet. Die moderne, naturwissenschaftlich geprägte Medizin hat die Psoriasis als eigenständige Erkrankung beschrieben und ihre Harmlosigkeit und fehlende Ansteckungsfähigkeit betont. In den letzten Jahrzehnten hat die Psoriasis-Behandlung erhebliche Fortschritte erfahren.

4. Erscheinungsbild der Schuppenflechte

Regelhaft mit Ausnahmen: das Erscheinungsbild

Als Herr S. im Alter von 18 Jahren erstmals eine starke Schuppung im Nacken und hinter den Ohren bemerkte, wurde er zunächst mit dem Verdacht auf ein Ekzem mittels cortisonhaltiger Salben behandelt. Nachdem diese Stellen verschwunden waren, trat im Abstand von mehreren Monaten eine noch stärkere, grobe Schuppung an den Streckseiten der Ellenbeugen und an den Kniescheiben auf, die Herr S. zunächst nicht mit den anfangs aufgetretenen Erscheinungen am Kopfbereich in Verbindung brachte. Erst nach dem Besuch eines Hautarztes wurde er darüber aufgeklärt, daß beide Erscheinungen zu ein und derselben Erkrankung, einer Schuppenflechte, gehören.

Die Psoriasis kann in einer großen Vielfalt von Erscheinungsformen auftreten, die für den unerfahrenen Arzt teilweise gar nicht als solche erkennbar sind (Tab. 4.1).

Tab. 4.1: Erscheinungsformen der Psoriasis.

Chronisch-stationäre Psoriasis	Typische Verlaufsformen mit großen, zusammenhängenden Schuppenherden, meist an den Kniescheiben, den Streckseiten der Ellen und dem tiefen Rücken. Meist über Jahre und Jahrzehnte bestehend
Eruptiv-exanthematische Psoriasis	Akute Verlaufsform mit Befall weiter Teile von Rumpf, Armen und Beinen, die Einzelherde sind klein
Psoriasis punctata	Pünktchenförmige Herde
Psoriasis guttata	Tröpfchenförmige Herde
Psoriasis nummularis	Münzförmige Herde
Psoriais generalisata	Sonderform, bei der der gesamte Körper mit der Schuppenflechte befallen ist, z.T. nur starke Rötung (Erythrodermie) oder Pustelbildung.

Psoriasis pustulosa	Verlaufsform mit Bildung von Eiterpusteln
Psoriasis palmo-plantaris	Verlaufsform mit Befall von Handinnenflächen und Fußsohlen
Psoriasis inversa	Verlaufsform mit Befall der Beugen statt der Streckseiten von Armen und Beinen

Typisches Merkmal der Psoriasis sind scharf begrenzte, meist grau-weißlich glänzende schuppende Herde (Tab. 4.1). Diese treten besonders an den Streckseiten der Arme, im Bereich der Kniescheibe sowie am tiefen Rücken auf (Abb. 4.1). Auch der Befall des behaarten Kopfes sowie der Stirn-Haar-Grenze und der Ohren ist typisch. Bei starken Formen der Schuppenflechte können die befallenen Areale auch wesentlich ausgedehnter sein und in schwersten Fällen sogar die gesamte Hautoberfläche befallen. Lediglich an den Schleimhäuten kommt es fast nie zu Herden der Schuppenflechte.

Im Vergleich zu Ekzemerkrankungen der Haut (z. B. der Neurodermitis) jucken die Psoriasis-Herde meist nicht oder nur wenig. Seltener kommt jedoch auch stärkerer Juckreiz vor, besonders bei gleichzeitiger Veranlagung zu Allergien. Manchmal berichten Patienten mit Schuppenflechte über Spannungsgefühl oder sogar Brennen der Haut. Auch dies ist jedoch eher selten – die meisten Patienten spüren ihre Herde also kaum.

Bei etwa 5–10% der Betroffenen kommt es neben dem Befall an der Haut zu einer Gelenkbeteiligung mit rheumaähnlichen Schmerzen, der Arthritis psoriatica. Hiervon betroffen sind vornehmlich die Mittel- und Endglieder der Finger und Zehen, aber auch zusätzlich manchmal die anderen großen Gelenke wie Knie, Schulter, Hüfte und Ellengelenk. Auch die Neigung zur Psoriasis arthropatica ist genetisch mitbedingt.

Wie bereits erwähnt, kommen neben den typischen Erscheinungen der Schuppenflechte noch untypische Erscheinungsformen hinzu, die manchmal erst mikroskopisch durch Gewebeproben gesichert werden können. Zu den untypischen Formen zählt die Psoriasis inversa, also eine umgekehrte Er-

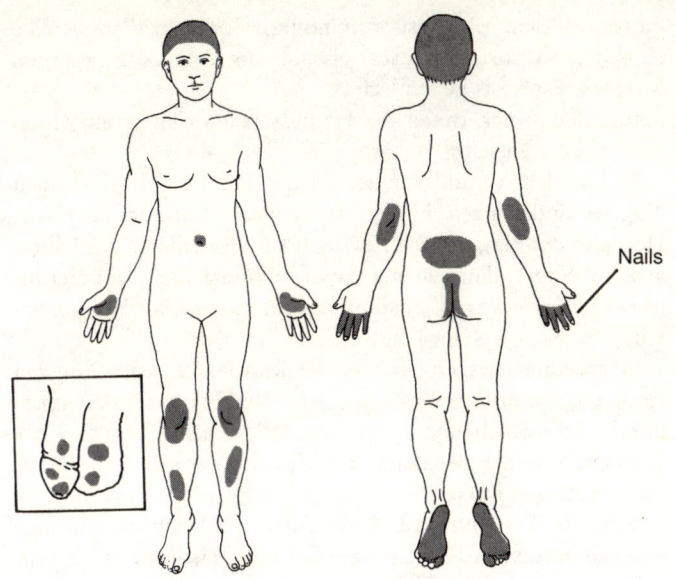

Abb. 4.1: Typische Befallsstellen der Psoriasis.
Die Psoriasis befällt typischerweise die Streckseiten der Arme und Beine,
den Stirn-Haaransatz und den behaarten Kopf sowie die Gesäßfalte.

scheinungsform der Schuppenflechte, bei der nicht die Streckseiten, sondern die Beugeseiten der Extremitäten betroffen
sind.

Speziell an den Innenseiten von Händen und Füßen treten
manchmal ekzemartige Hautveränderungen auf, die erst in der
feingeweblichen Untersuchung eine Psoriasis erkennen lassen.
Auch die Bildung von Pusteln (Eiterbläschen) an Handinnen-
flächen und Fußsohlen stellt eine besondere Variante dar, die
sogenannte Psoriasis pustulosa palmo-plantaris. Die Pusteln
können in Ausnahmefällen auch am gesamten Körper auftreten, meistens sind sie dann mit einer generellen Rötung der
Haut (Erythrodermie) verbunden.

Die Herde selbst können pünktchenförmig klein sein (Psoriasis punctata), Tropfengröße aufweisen (Psoriasis guttata),

münzgroß sein (Psoriasis nummularis) oder größere Areale einnehmen (Psoriasis areata) bis hin zum Befall des gesamten Körpers (Psoriasis generalisata).

Im allgemeinen treten die Hauterscheinungen symmetrisch auf, seltener einseitig.

Neben den Veränderungen an der Haut selbst sind auch Nagelveränderungen häufig. Sie entstehen durch Psoriasis-Herde in der Nagelmatrix. Typisch sind hier kleine Eindellungen im Nagel (Tüpfelnägel) sowie ölfleckartige Veränderungen. Auch stärkere Wachstumsstörungen des Nagels kommen vor.

Haarveränderungen sind bei der Psoriasis seltener. Nur bei starker generalisierter Psoriasis ist diffuser Haarausfall überdurchschnittlich häufig. Bei vielen Patienten mit Psoriasis findet man aber auf der behaarten Kopfhaut stark schuppende, meist flächige Herde.

Was den Ersteintritt und Verlauf der Schuppenflechte angeht, so unterscheidet man eine Typ-I-Psoriasis von einer Typ-II-Psoriasis. Die Typ-I-Form weist in der Regel einen frühen Beginn (meist vor dem 40. Lebensjahr) auf. Auffallend ist hier die familiäre Häufung, welche sich beim Typ-II (entsteht in der Regel nach dem 40. Lebensjahr) nicht findet. Etwa zwei Drittel der Patienten sind dem Typ-I zuzurechnen.

Was die Erblichkeit angeht, so liegt das statistische Risiko einer Person, an Psoriasis zu erkranken, bei ca. 10–20%, wenn ein Elternteil an Psoriasis erkrankt ist. Bei Erkrankungen beider Eltern steigt dieses bis auf ca. 50%. Bei eineiigen Zwillingen weisen in über 90% der Fälle beide eine Psoriasis auf (Konkordanz). Die Erblichkeit ist damit deutlich.

Auffällig ist auch die unterschiedliche Rassenverteilung, die vermutlich genetisch bedingt ist. Sicher spielen auch geographische, klimatische und kuturelle Faktoren eine Rolle. Weiße Rassen haben die größte Häufigkeit, schwarze Rassen eine viel geringere, und bei Eskimos sowie Indianern tritt die Psoriasis äußerst selten auf.

Es wird immer wieder vermutet, daß die Psoriasis bei manchen inneren Erkrankungen gehäuft vorkommt, besonders in

Verbindung mit Gicht, Diabetes, Darmstörungen und Fetter-krankungen des Blutes. Eindeutige Beweise für diese Verbindungen liegen jedoch nicht vor. Zweifelsfrei tragen jedoch Leberstörungen, v. a. Leberverfettung, Übergewicht und erhöhter Alkoholkonsum, zum Ausbruch oder zur Verschlimmerung der Psoriasis bei.

Wir fassen zusammen: Typisches Erscheinungsbild der Schuppenflechte sind silbrige Schuppungen auf gerötetem Grund, die besonders an den Streckseiten von Armen und Beinen, am tiefen Rücken sowie im Bereich des behaarten Kopfes vorkommen. Zu den seltener vorkommenden atypischen Formen zählen die pustelbildende Psoriasis und die Psoriasis inversa mit „umgekehrten" Lokalisationen.

5. Pathogenese der Psoriasis –
Vorstellungen zu Entstehung und Auslösung

Oft unerklärlich und verwirrend:
die Auslösung von Psoriasis-Schüben

Frau A. ist eine 40jährige Lehrerin, die sich mit zunehmenden Schuppungen an den Armen und Beinen an Dr. K., ihren Hautarzt, wendet. Seit 3 Jahren leidet sie unter diesen Ausschlägen, welche schubweise auftreten und sich unter Behandlung stets restlos zurückbilden. „Ich habe mich inzwischen damit abgefunden, daß ich an einer Schuppenflechte leide. Mir ist es aber immer noch völlig unverständlich, wieso gerade ich so etwas bekommen muß und warum ich 40 Jahre lang nie Hautprobleme hatte", beklagt sich die Patientin. Der Hautarzt kennt die Ratlosigkeit seiner Patienten und erklärt Frau A., daß es oftmals nicht erklärbar ist, warum eine Schuppenflechte auch im höheren Alter plötzlich auftritt. Auch bei vielen anderen Hauterkrankungen können wir uns die Entstehung im einzelnen nicht ausreichend erklären. Es kann jedoch als sicher gelten, daß die Schuppenflechte auf dem Boden einer genetischen Veranlagung entsteht. Manchmal erkennt man die genetische Beteiligung daran, daß in Familien die Schuppenflechte gehäuft auftritt. In anderen Fällen finden sich keine Psoriasis-Erkrankungen in der direkten Verwandtschaft, was nicht grundsätzlich gegen die Erblichkeit spricht. Nun fällt Frau A. ein, daß ihr Vater früher häufig starke Kopfschuppung und oft Rötungen im Gesicht hatte. Dr. K. bestätigt, daß dies durchaus Ausdruck der genetischen Veranlagung zur Schuppenflechte sein könnte.

Er erläutert Frau A., daß die genetische Veranlagung im allgemeinen nur der Boden sei, auf dem sich eine Schuppenflechte entwickelt, wenn weitere Faktoren hinzukommen.

In der Tat ist das Spektrum der mitauslösenden oder verstärkenden Faktoren der Schuppenflechte weit (Abb. 5.1). Zu den häufigeren Auslösern von Schüben gehören akute Infekte wie

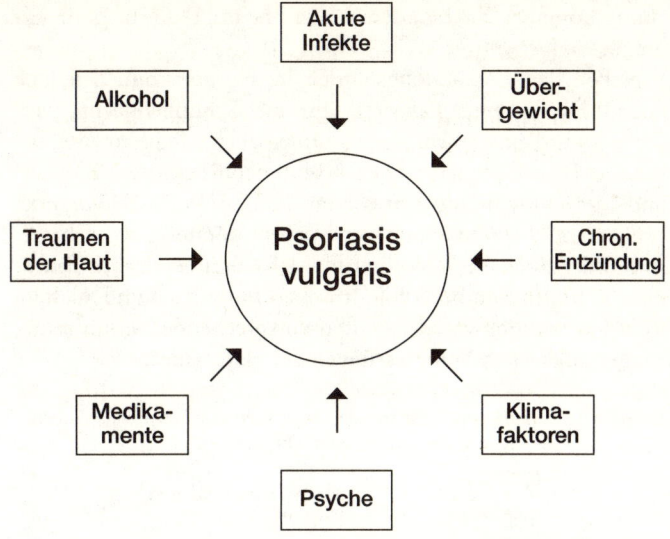

Abb. 5.1: Auslöser oder Verstärker der Schuppenflechte.
Auf dem Boden einer genetischen Veranlagung können die genannten
Faktoren einzeln oder in Kombination zu einem Psoriasis-Schub führen.

etwa eine Grippe, eine Entzündung der Nasennebenhöhlen oder eine Bronchitis. Auch chronische, manchmal gar nicht bemerkte Entzündungsherde im Körper können zur Unterhaltung der Schuppenflechte beitragen, z. B. eine chronische Mandelentzündung oder eine Entzündung an den Zahnwurzeln. Die genannten entzündlichen Mitursachen der Schuppenflechte führen meistens zu einem typischen Erscheinungsbild der Psoriasis, welches durch kleinfleckige Herde am Rumpf und an Armen oder Beinen gekennzeichnet ist. Oftmals kommt die Erscheinung der kleinfleckigen Psoriasis zum ursprünglichen, eher typischen Bild von flächigen Herden an den Streckseiten von Ellenbogen und Knie hinzu. Besonders beim Vorliegen dieser kleinfleckigen Variante der Schuppenflechte ist es daher ratsam, den Körper auf verborgene Entzündungsherde untersuchen zu lassen. Neben der internistischen Untersuchung kommen insbesondere Checks beim HNO- u. Zahnarzt hinzu.

Neben den Entzündungsherden im Körper können jedoch noch viele weitere Faktoren auf die Schuppenflechte verschlechternd einwirken. Hierzu zählen auch Medikamente, besonders bestimmte Mittel gegen Bluthochdruck (Beta-Blocker) und Lithium, ein Antidepressivum (Tab. 5.1). Auch Veränderungen im Hormonsystem des Körpers können zur Verbesserung oder auch Verschlechterung der Schuppenflechte beitragen. So findet man bei Schilddrüsenerkrankungen und auch im Rahmen von Schwangerschaften entsprechende Verschlechterungen oder auch Verbesserungen des Hautbildes.

Tab. 5.1: Medikamente, die mit der Auslösung von Psoriasis-Schüben in Verbindung gebracht wurden.

Amiodaron	Morphinverbindungen
Beta-Blocker	Penicillin
Captopril	Procain
Chloroquin	Phenylbutazon
Digoxin	Salicylate
Indomethazin	Sulfapyridin
α-Interferon	Sulfonamide
γ-Interferon	Tetrazyklin
Kaliumiodid	Trazodon
Lithium	

Ein besonderes Phänomen ist die Auslösung von Schuppenflechtenherden durch Verletzungen der Haut, z.B. an Kratzstellen, Verbrennungsnarben, Operationsnarben oder nach Sonnenbrand. In diesen Fällen entwickelt sich mit einem Abstand von ca. 10–14 Tagen, bei Narben auch teilweise noch Jahre nach der Verletzung, genau im Narbenbereich eine Schuppenflechte. Das Phänomen der Auslösung von Herden durch Verletzungen oder Reizungen der Haut wird „isomorpher Reizeffekt" oder „Köbner-Phänomen" genannt.

Auch durch klimatische Faktoren und jahreszeitliche Unterschiede ist die Schuppenflechte bei manchen Patienten beeinflußbar. Meeresklima mit der Kombination aus Salzwasser und

UV-Licht ist für viele Patienten sehr bekömmlich. Kur- und Heilaufenthalte an der See oder am Toten Meer gehören daher zum möglichen Therapiespektrum, müssen aber im Einzelfall entschieden werden.

Ein weiterer wichtiger Faktor der Krankheitsauslösung oder Verstärkung sind zumindest bei einem Teil der Patienten auch psychische Einflüsse. Manchmal werden akute, unmittelbar erinnerliche Belastungen als Einflußfaktoren angegeben, z. B. Ärger am Arbeitsplatz, die Trennung vom Partner oder der Partnerin, finanzielle Belastungssituationen oder durchaus auch positive „Streßsituationen", wie eine bevorstehende Heirat. In anderen Fällen sind es weniger aktuelle, akute Ereignisse als anhaltende, schwelende Konflikte, die zur Schuppenflechte beitragen.

Frau Katharina B. ist eine 29jährige Kauffrau, die den Einkauf einer mittelständischen Firma leitet. Seit ihrer Jugendzeit sind bei ihr sporadisch Schuppenflechtenherde an den Ellenstreckseiten und in ganz diskreter Form hinter den Ohren aufgetreten. Nur einmal war es im zeitlichen Zusammenhang mit ihren Abschlußprüfungen im Studium zu einem stärkeren Schub unter Beteiligung des Gesichtes, der Arme und des Rückens gekommen. Im wohlverdienten Badeurlaub am Meer hatte sie jedoch kurze Zeit darauf Gelegenheit, diesen Schub ohne weitere Therapie auszukurieren. Doch diese Episode lag bereits sechs Jahre zurück, so daß sich Frau B. sehr erstaunt und auch besorgt zeigte, als die Schuppenflechtenherde innerhalb weniger Tage plötzlich wieder im gesamten Gesichts- und Oberkörperbereich auftraten. Es handelte sich um feine, eher durch Rötungen als durch Schuppen auffallende Herde, die schnell an Zahl und Ausdehnung zunahmen. Frau B. berichtete in der Psoriasis-Sprechstunde der Hautklinik, daß sie in zehn Tagen zu heiraten gedenke und es sie sehr belaste, diesen zunehmenden und deutlich sichtbaren Ausschlag im Gesicht zu haben. Der behandelnde Arzt leitete sofort eine umfangreiche Diagnostik ein, darunter zwei Blutentnahmen und Kontrollen beim Zahnarzt, HNO-Arzt sowie beim Gynäkologen und Internisten zum Ausschluß von Infektionsherden im Körper. Frau B. war jedoch ansonsten kerngesund und wies bei keiner der Untersuchungen auffällige Befunde auf. Dr. S., der behandelnde Arzt in der Sprechstunde, vermutete daher einen Zusammenhang mit dem bevorstehenden Hochzeitsereignis. Frau B. schilderte, daß sie sich auf diesen Tag natürlich sehr freue, ihm geradezu entgegenfiebere. Sie habe von sich selbst nicht den Eindruck, daß ihr dieses Ereignis irgendwie zu schaffen mache oder für sie einen negativen „Streß" darstelle. Allerdings habe sie sehr großes Lampenfieber und sei von den intensiven Vorbereitungen auf die 200-Personen-Feier sehr in Anspruch genommen. Dr. S. erläuterte ihr, daß durchaus auch bevorstehende freudige Ereignisse eine gewisse Belastung und psychische Beanspruchung bedeuten könnten und ein Zusammenhang zwischen dem Auftreten des Psoriasis-Schubes und der Hochzeit zumindest nicht auszuschließen sei. Beide vereinbarten eine erneute Vorstellung fünf Tage vor der Hochzeit und bis dahin die Anwendung einer calcipotriolhaltigen Salbe. Bei ihrer Wiedervorstellung hatten sich die Hautveränderungen von Frau B. zwar leicht gebessert, waren aber immer noch sehr deutlich sichtbar. Die Belastungen durch die Hochzeitsvorbereitung hätten nicht abgenommen, auch sei sie einfach nicht in der Lage, andere um Mithilfe bei den Vorbereitungen zu bitten. Gemeinsam beschlossen Frau B. und Dr. S. daher, die sichtbaren Stellen nun in den verbleibenden fünf Tagen mit einer starken cortisonhaltigen Salbe zu behandeln, um ihr zu vorübergehender Erscheinungsfreiheit zum Hochzeitsfest zu verhelfen. Nach der zweiwöchigen Hochzeitsreise meldete sich Frau B. nochmals mit großer Begeisterung telefonisch und berichtete, daß die Schuppenflechtenherde im Gesicht unter der Cortisonbehandlung tatsächlich bis zur Hochzeit fast völlig abgeheilt seien und sich mit wenig Schminke komplett verdecken ließen. Im nachfolgenden Urlaub seien überhaupt alle Herde wieder völlig abgeklungen, und sie sei jetzt völlig erscheinungsfrei.

Da auch in den beiden Folgejahren keine erneuten Schübe der Schuppenflechte aufgetreten sind, erscheint im Falle von Frau B. die Auslösung der Schuppenflechte durch das Hochzeitsereignis – vermutlich den damit verbundenen „Streß" – als wahrscheinlichste Erklärung. Aufgrund der akuten Situation mit einem kurzfristigen Heilungsziel erschien in dieser Situation die Behandlung mit einer stark wirksamen cortisonhaltigen Salbe vertretbar, die Patientin wies keinerlei Nebenwirkungen oder nachhaltige Hautreaktionen auf.

Gegenstand intensiver Forschung:
Ursachen und Hintergründe der Psoriasis

Um verstehen zu können, in welcher Weise sich die Haut bei der Psoriasis verändert, ist eine kurze Betrachtung der Vorgänge an der gesunden Haut sinnvoll. Die Haut bedeckt mit einer Fläche von ca. 2 m² (beim Erwachsenen) die gesamte Körperoberfläche. Sie läßt sich in drei Schichten gliedern: Nach außen gerichtet findet sich als äußerste Hülle die Oberhaut (Epidermis), darunter folgt die Lederhaut (Dermis, Corium), danach das Unterhautfettgewebe, welches die Verbindung zu darunterliegenden Gewebeschichten (vor allem Muskulatur) herstellt (Abb. 5.2).

Fast alle Hauterkrankungen spielen sich im Bereich der Oberhaut und der Lederhaut ab, d.h. in Schichten von wenigen Millimeter Dicke. Die Oberhaut ist frei von Blutgefäßen und Nerven. Sie wird ausschließlich durch Diffusion („Durchsickern") aus den Blutgefäßen der Lederhaut mit Nährstoffen und Sauerstoff versorgt. Die Oberhaut hat eine hohe Fähigkeit zur Regeneration, da ihre tieferen Zellschichten (Basalzellen) sehr teilungsfreudig sind und während des gesamten Lebens nachwachsen. Die einzelne Hautzelle der Oberhaut (Keratinozyt) benötigt bei gesunder Haut etwa 28 Tage von seiner Entstehung bis zur Abschuppung nach außen (Abb. 5.3). Dieser Zeitraum ist bei der Schuppenflechte bis auf vier bis sechs Tage verkürzt! Die Oberhautzellen wachsen also um ein Vielfaches schneller nach, als es zur Regeneration erforderlich wäre. Folge

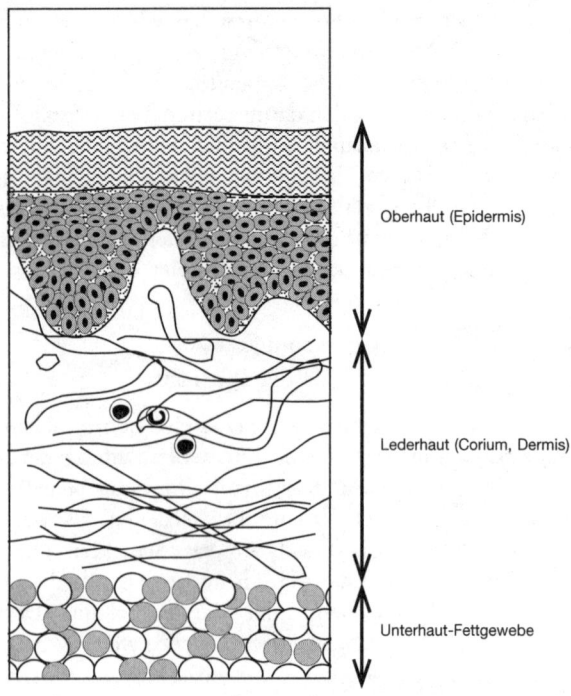

Oberhaut (Epidermis)

Lederhaut (Corium, Dermis)

Unterhaut-Fettgewebe

Abb. 5.2: Aufbau der gesunden Haut.
Die menschliche Haut besteht aus drei Schichten. Die Oberhaut (Epidermis) ist zellreich und enthält keine Gefäße oder Nerven. Die Lederhaut (Dermis, Corium) besteht aus weniger Zellen, mehr Bindegewebsfasern und den Gefäßen und Nerven. Das Fettgewebe stellt die Verbindung zwischen der Haut und den tieferen Geweben her.

davon ist eine Verdickung der Haut und, wegen der fehlenden Ausreifung der Hautzellen, auch eine Auflage von Schuppen, die mit der Hautoberfläche verklebt bleiben.

Die äußerlich sichtbaren Merkmale der Schuppenflechte sind insbesondere eine verstärkte Schuppung und die entzündliche Rötung der Haut. Wie erwähnt, spielt sich die Schuppung ausschließlich an der Oberhaut ab. Die entzündliche Rötung entsteht hingegen auch durch Veränderungen in der Lederhaut

(Corium). In dieser Etage gibt es bei gesunder Haut weniger Zellen, sondern eher „Versorgungsleitungen" der Haut, d. h. Arterien, Venen, Lymphgefäße und Nerven. Diese Leitungsbahnen sind eingebettet in straffes Fasergewebe aus Kollagen, welches der Haut ihre Festigkeit verleiht. Eingeflochtene elastische Fasern tragen aber auch zu einer hohen Elastizität bei.

Während also die Oberhaut mit ihren dichten Zellschichten besonders zur „Abdichtung" und Abwehr nach außen beiträgt, dient die Lederhaut der Ver- und Entsorgung sowie der mechanischen Festigkeit.

In mancherlei Hinsicht arbeiten aber beide Anteile der Haut zusammen, insbesondere im Bereich der Immunabwehr. Hier ist die Oberhaut durchsetzt von „Wachposten" des Immunsystems, den Langerhans-Zellen. Diese liegen mit weitverzweigten Armen als einzelne Zellen eingebettet zwischen den Oberhautzellen (Keratinozyten). Die Langerhans-Zellen sind außerordentlich vielseitige Zellen, welche u. a. eindringende Mikro-Organismen und Partikel als „fremd" erkennen und am weiteren Vordringen stoppen. Dazu werden solche Eindringlinge gefressen (phagozytiert), weshalb man die Langerhans-Zellen auch zu den Freßzellen (Makrophagen) zählt. Nach dem Abräumen der Eindringlinge schlagen die Langerhans-Zellen Alarm und holen über Botenstoffe Nachschub an weiteren, spezialisierten Zellen zum Ort der Abwehr. Zu den herbeigerufenen Zellen zählen u. a. Lymphozyten (Abb. 5.4). Dies sind weiße Blutkörperchen, die im Blut zirkulieren und darauf warten, im Abwehrkampf an der Haut die Langerhans-Zellen unterstützen zu können.

Die T-Lymphozyten sind hochspezialisierte Zellen, welche für praktisch jede Art von Erreger eine passende Untergruppe haben, die diesen spezifisch erkennt. Mit dem Eintreffen der T-Lymphozyten und weiterer Immunzellen in der Haut steigert sich das Ausmaß der Entzündung. Durch die Botenstoffe werden die Blutgefäße der Lederhaut weitgestellt, damit möglichst viele Immunzellen herbeitransportiert und schädliche Stoffe beseitigt werden können. Dies ist nach außen hin als Rötung

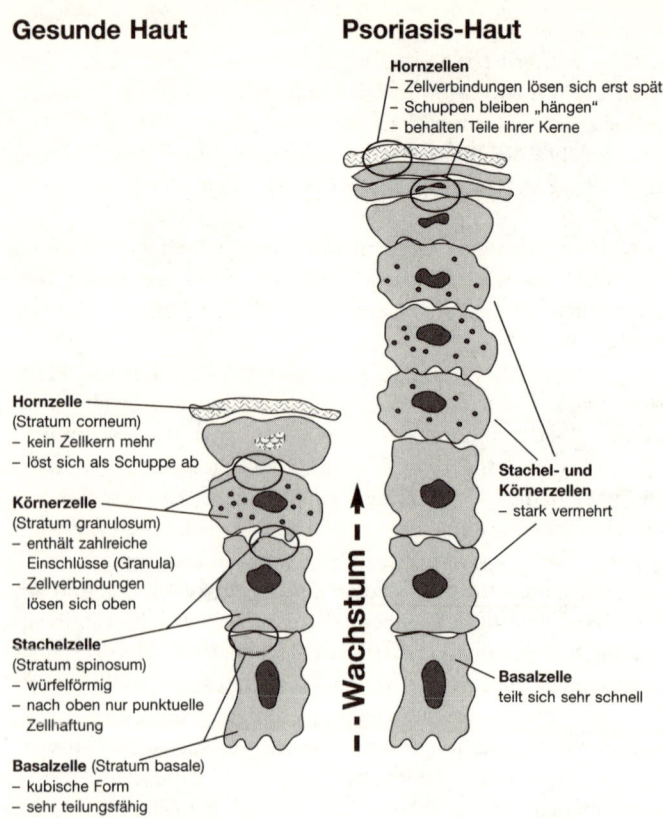

Gesunde Haut   **Psoriasis-Haut**

Hornzellen
– Zellverbindungen lösen sich erst spät
– Schuppen bleiben „hängen"
– behalten Teile ihrer Kerne

Hornzelle
(Stratum corneum)
– kein Zellkern mehr
– löst sich als Schuppe ab

Körnerzelle
(Stratum granulosum)
– enthält zahlreiche
  Einschlüsse (Granula)
– Zellverbindungen
  lösen sich oben

Stachelzelle
(Stratum spinosum)
– würfelförmig
– nach oben nur punktuelle
  Zellhaftung

Basalzelle (Stratum basale)
– kubische Form
– sehr teilungsfähig
– enge Haftung mit Nachbarzellen

**Stachel- und
Körnerzellen**
– stark vermehrt

Basalzelle
teilt sich sehr schnell

– Wachstum –

Wachstum eine Hautzelle (Keratinozyt)   Wachstum eine Hautzelle (Keratinozyt)
in normaler Haut: ca. 28 Tage   bei Psoriasis: ca. 5–7 Tage

Abb. 5.3: Lebensweg einer Hautzelle.

Das Wachstum einer einzelnen Hautzelle von der Basalzelle bis zum -
Corneozyten ist im Vergleich zwischen gesunder Haut (links) und psoria-
tischer Haut (rechts) dargestellt. Die Basalzelle ist sehr teilungsfreudig.
Jede geteilte, neue Zelle wandert durch die Oberhaut und ändert ihre Form
von hoch-kubisch über würfelförmig bis zunehmend flach. Bei der Psoriasis ist die Teilungsgeschwindigkeit der Basalzelle stark erhöht. Die einzelnen Hautschichten werden dadurch dicker. Die oberen Zellschichten können nicht ausreifen und bleiben als sichtbare Schuppen längere Zeit an der
Oberfläche haften.

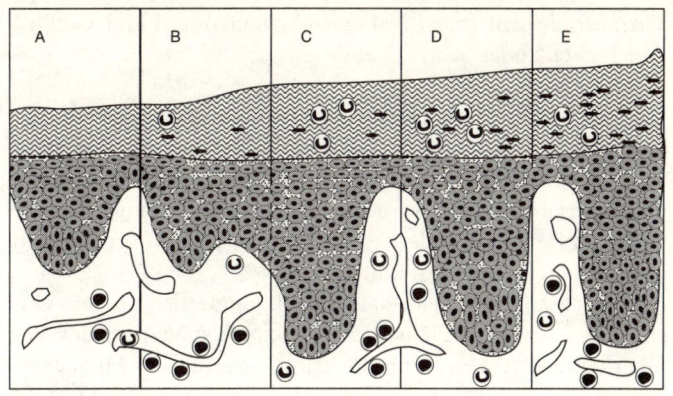

Abb. 5.4: Veränderungen der Haut bei der Psoriasis.

Zum Immunsystem der Haut gehören die Langerhans-Zellen in der Oberhaut sowie die T-Lymphozyten, Mastzellen und Granulozyten im Corium. Diese Zellen kommen normalerweise nur in geringen Mengen vor, vermehren sich aber bei Entzündungen und werden durch einwandernde Zellen aus dem Blut unterstützt. Wenn die Langerhans-Zellen als Wachposten des Immunsystems durch Botenstoffe „Alarmsignale" aussenden, werden die Blutgefäße weitgestellt und große Mengen weiterer Immunzellen an den Ort der Entzündung transportiert.

Zu den frühen Veränderungen (B und C) gehören Verhornungsstörungen und Veränderungen von Größe und Beschaffenheit der Oberhautzellen. Die Blutgefäße erweitern sich zunehmend, es kommt zur Einwanderung von Entzündungszellen, v. a. Lymphozyten und Granulozyten. Die Immunzellen lösen in der Oberhaut eine Entzündungsreaktion aus (C, D). Parallel dazu verdicken sich alle Oberhautschichten (C-E). Die Papillen, mit denen Oberhaut und Lederhaut zapfenförmig verbunden sind, werden länger.

der Haut erkenntlich. Mit dem Austreten der Abwehrzellen aus den Blutgefäßen durch die Lederhaut gelangt auch klare Flüssigkeit des Blutes in das umliegende Gewebe. Hierdurch entsteht eine gewisse Schwellung der Haut, das Ödem. Schließlich können Botenstoffe der Immunzellen oder auch der Nervenzellen an den freien Nervenendigungen der Haut Gefühle von Juckreiz oder Schmerz auslösen.

Das geschilderte Szenarium einer Entzündung in der Haut findet auch bei der Schuppenflechte statt. Neben den T-Lymphozyten, welche aus dem Blut herbeigerufen und in die Lederhaut und Oberhaut gelockt werden, treten speziell auch neutrophile Granulozyten, eine andere Art von weißen Blutkörperchen, in „Heerscharen" aus dem Blut auf.

Es wird angenommen, daß diese Immunzellen zu dem eingangs geschilderten Phänomen der schnellen Vermehrung der Oberhautzellen (Hyperproliferation) beitragen. Möglicherweise wird im Rahmen der Entzündungsreaktion eine zu große Menge von Botenstoffen freigesetzt, die die übermäßige und offensichtlich sinnlose Vermehrung der Oberhautzellen auslösen. Da bei weitem nicht alle Menschen während einer Entzündung an der Haut eine Schuppenflechte entwickeln, ist die Neigung der Oberhautzellen zur Hyperproliferation vermutlich auch genetisch bedingt. Nur durch diesen genetischen Anteil kann momentan erklärt werden, warum im Rahmen einer Hautentzündung ein Patient mit Veranlagung zur Schuppenflechte eine Schuppenflechte und ein Patient mit Veranlagung zur Neurodermitis eine Neurodermitis entwickelt. Auch experimentell ist es nie gelungen, bei Menschen oder auch im Tierversuch, trotz Veranlagung zur Schuppenflechte, eine andere Art von Hauterkrankung auszulösen. Umgekehrt lassen sich bei gegebener Veranlagung zur Schuppenflechte die Schuppenflechtenherde experimentell erzeugen, z.B. durch Einspritzen von Botenstoffen in die Haut.

Wir fassen zusammen: Die Psoriasis entwickelt sich auf dem Boden einer erblichen Veranlagung. Zum Teil lassen sich zusätzliche Auslösefaktoren finden, darunter Entzündungen des Körpers, Medikamente, Stoffwechselstörungen und psychische Faktoren. Die Veränderungen an der Haut sind durch zwei Mechanismen gekennzeichnet, zum einen eine Entzündung in Leder- und Oberhaut, zum anderen eine starke Zunahme der Zellvermehrung in der Oberhaut.

6. Psoriasis aus psychologischer und psychosomatischer Sicht

Haut und Psyche:
Bei vielen Hauterkrankungen eng verknüpft

Die psychosomatische Medizin befaßt sich mit den Wechselwirkungen zwischen körperlichen Erscheinungen und der Psyche. Sie ist ein integraler Bestandteil aller medizinischen Disziplinen und betrifft praktisch alle Erkrankungen. Noch in den 50er und 60er Jahren fokussierte sich die psychosomatische Medizin auf einige wenige Erkrankungen, die als ausschließlich psychosomatisch bezeichnet wurden und von denen angenommen wurde, daß sie durch spezifische, stets in ähnlicher Weise anzutreffende Konflikte ausgelöst werden. Aus dem Bereich der Hauterkrankungen zählte hierzu lediglich die Neurodermitis. Inzwischen gilt die verbreitete psychosomatische Auffassung, daß es keine Erkrankung (auch keine Hauterkrankung) gibt, die ausschließlich durch psychische Faktoren ausgelöst wird. Vielmehr wirken genetische, körperliche und seelische Faktoren in individueller Mischung zusammen (biopsychosoziales Entstehungsmodell von Krankheiten). Psychische Faktoren können im Einzelfall einen beträchtlichen Anteil an der Auslösung oder am Unterhalt einer Hauterkrankung haben, können aber auch eine nur geringe Rolle spielen. Hauterkrankungen mit häufiger psychosozialer Beeinflussung des Verlaufes sind z.B. die Neurodermitis und andere Ekzemerkrankungen (Tab. 6.1).

Tab. 6.1: Hauterkrankungen, bei denen psychosomatische Faktoren
zu Auslösung und Verlauf beitragen können.

Eher häufige Mitbeteiligung	Gelegentliche Mitbeteiligung	Eher seltene oder keine Mitbeteiligung
Neurodermitis		
Seborrhoisches Ekzem		
Einige andere Ekzeme		
Akne vulgaris		
Psoriasis		
	Urikaria (Nesselsucht)	
	Viruswarzen	
	Andere bakterielle Hauterkrankungen	
	Knötchenflechte	
		Alterswarzen
		Muttermale
		Hauttumoren

Wenngleich bei der Psoriasis psychosoziale Faktoren weniger
häufig auf den Verlauf einzuwirken scheinen als bei der Neurodermitis, so gibt es dennoch zahlreiche Betroffene, die eindeutige Verschlechterungen oder Auslösungen von Schüben durch
psychische Faktoren angeben. Die Art der Einflußfaktoren ist
vielfältig. Neben akuten Streßereignissen wie Prüfungen, Un-
fällen, Beziehungsstreitigkeiten und „Streß" am Arbeitsplatz
scheinen auch anhaltende Belastungen, z. B. nach Scheidungen
oder Tod eines Angehörigen, bei manchen an Psoriasis Erkrankten zu Verschlechterungen oder Schüben beizutragen.

Unabhängig von der Ursache und den Auslösefaktoren kann
eine Psoriasis sekundär zu erheblichen psychischen Belastungen führen. Diese „somato-psychischen" Auswirkungen sind
individuell sehr unterschiedlich und reichen von geringfügiger
psychischer Betroffenheit bis hin zu schweren Depressionen,
sozialer Zurückgezogenheit oder gar zu Suizidgedanken. Die

Stärke der psychischen Belastung entspricht dabei nicht immer dem Ausmaß des „objektiven" Hautbefalls. Individuelle und subjektive Faktoren der Bewertung und Selbstwahrnehmung von Hauterscheinungen sowie das Selbstwertgefühl spielen eine zusätzliche Rolle.

Insbesondere die Selbstbewertung der Hautveränderungen unterliegt häufig äußerlichen Einflüssen, wie der Meinung anderer, den Idealen der Gesellschaft und den besonderen Suggestionen der Medien und der Werbung. Schon für den Hautgesunden ist es oft nicht leicht, sich von den Einflüssen äußerlicher Schönheitsmaßstäbe freizumachen. Um so stärker reagieren die betroffenen Patienten mit Hauterkrankungen auf tatsächliche oder vermutete negative Äußerungen über ihren Hautzustand.

In der Praxis kommt es immer wieder vor, daß Patienten mit Psoriasis über Ausgrenzungen in der Öffentlichkeit berichten. Ein 54jähriger Patient mit Schuppenflechtenherden am Rücken und an den Beinen beklagte sich kürzlich darüber, aus einem öffentlichen Hallenbad verwiesen worden zu sein mit der Begründung, seine Anwesenheit stelle ein Hygienerisiko dar. In einem anderen Falle wurde einem 48jährigen Patienten mit Psoriasis-Herden an den Handrücken die Kündigung als Fleischer ausgesprochen, da sein Arbeitgeber diese Hautveränderungen für nicht zumutbar gegenüber den Kunden hielt.

Nach einer amerikanischen Studie, in der hautgesunde Passanten nach ihrer Einschätzung gegenüber Psoriasis-Patienten auf Fotos befragt wurden, hielten über 70% die Psoriasis für eine ansteckende Krankheit. Durch vermehrte Aufklärung der Bevölkerung und die Förderung der Selbstsicherheit von Hautkranken im Umgang mit der Öffentlichkeit kann diesen Vorurteilen sicher begegnet werden.

Was steckt hinter den Vorurteilen vieler Menschen gegenüber Hautkranken und Erscheinungen an der Haut? Neben der Unwissenheit über die Harmlosigkeit der Erkrankungen spielen vermutlich unbewußte Ängste und latente Negativgefühle der Außenstehenden eine Rolle. Zum Stigma der Hauterkrankungen trägt möglicherweise die Tatsache bei, daß aus historischer Sicht Hautkrankheiten tatsächlich über viele Jahrhunderte vorwiegend infektiöse Erkrankungen waren. Zudem bestand das Krankengut von Hautkliniken im ausgehenden 19. bis zum mittleren 20. Jahrhundert zu einem großen Teil aus Geschlechtskranken. Möglicherweise hat sich die (unbewußte?) Assoziation zwischen Hauterscheinungen und ansteckenden Krankheiten bzw. Geschlechtskrankheiten bis heute erhalten. Damit verbunden ist der Makel der Selbstverschuldung und des vorausgegangenen sündhaften Verhaltens, welches vermeintlich zur Hauterkrankung beigetragen hat.

Aus tiefenpsychologischer Sicht interessant ist auch ein Versuch, der gelegentlich zur Erklärung der allgemein eher negativen Grundeinstellungen gegenüber Hauterscheinungen durchgeführt wird. Stellen Sie sich vor, in Ihrem Mund kommt es durch den Anblick einer Zitrone zu einer vermehrten Speichelbildung. Wahrscheinlich werden Sie diesen Speichel spüren und ggf. herunterschlucken, ohne daß dies bei Ihnen besondere Gefühle weckt. Stellen Sie sich nun vor, daß Sie den Speichel in ein Glas mit Mineralwasser spucken und dieser darin deutlich sichtbar schwimmt. Wahrscheinlich haben Sie, wie die meisten Menschen, jetzt gewisse Hemmungen, wenn nicht Ekelgefühle, das Glas mit Mineralwasser und Ihrem eigenen Speichel zu trinken. Obwohl der Speichel von Ihnen selbst stammt und in seinen hygienischen Eigenschaften unverändert ist, nehmen Sie ihn nach Austritt aus Ihrer Mundhöhle gänzlich anders wahr und entwickeln eine tendentiell eher negative Grundhaltung. Ein entsprechendes Phänomen ist bei vielen Menschen auch zu beobachten, wenn Blut aus ihrem Körper heraustritt. Noch stärker ist die Aversion, wenn die Haut entzündet und nässend ist oder stark schuppt. In tiefenpsychologischer Hinsicht können die damit verbundenen Aversionen und Ängste durch latente und unbewußte Gefühle erklärt werden, die letztlich natürlich sind und auch mit der Angst vor eigener Versehrung oder Ansteckung zu tun haben. Diese Aversionen stellen somit entwicklungsgeschichtlich auch einen gewissen Selbstschutz dar. In unserer modernen und aufgeklärten Gesellschaft sollten diese eher „archaischen" Gefühle allerdings durch Einsicht und auch Empathie hinsichtlich der Krankheitsbelastung der Betroffenen kompensiert sein.

Untersuchungen von Bosse und Hünecke an der Universitäts-Hautklinik Göttingen haben gezeigt, daß sich die Selbstwahrnehmung der hautkranken Patienten (in diesem Falle mit Akne) von der Wahrnehmung durch Hautgesunde unterschied, indem die hautkranken Patienten gegenüber auf Bildern gezeigten anderen hautkranken Menschen deutlich negativere Gefühle und Einstellungen zeigten als Hautgesunde. Auch die vermutete Wahrnehmung des eigenen Äußeren durch andere Personen war bei den hautkranken Patienten negativer als die tatsächliche Einschätzung durch Dritte. Für die Praxis ist diese Beobachtung insofern wichtig, als sie auf die Notwendigkeit der Gewinnung einer positiveren Selbstwahrnehmung im Rahmen der Therapie hinweist. Viele psychotherapeutische Behandlungsansätze beinhalten inzwischen auch den Ansatz, eine positivere Selbstwahrnehmung und ein höheres Selbstbewußtsein bei den Hautpatienten zu erzielen.

Wir fassen zusammen: Die Psoriasis kann im Einzelfall durch psychische Faktoren mit ausgelöst oder unterhalten werden. Unabhängig von der Entstehung der Psoriasis treten durch die Erscheinungen an der Haut oftmals psychische Belastungen sowie Einschränkungen der Lebensqualität im privaten und beruflichen Leben auf.

Psychotherapie und psychosoziale Unterstützung: für viele Patienten eine wichtige Hilfe

Da psychosomatische Wechselwirkungen bei einem Teil der Patienten mit Psoriasis bedeutsam sein können, nehmen psychotherapeutische und psychosoziale Maßnahmen als Teil der Psoriasis-Therapie eine wichtige Stellung ein. Je nach individueller Situation kommen dabei unterschiedliche Therapieansätze in Frage. Die gängigsten Verfahren und ihre Anwendung bei der Psoriasis werden nachfolgend kurz portraitiert (Tab. 6.2).

Tab. 6.2: Psychotherapeutische und psychosoziale Maßnahmen
bei der Psoriasis.

Verfahren	Besonderheiten
Psychoanalyse	Tiefenpsychologisch begründete Psychotherapie, meist über Jahre verlaufend. Die Behandlungsindikation richtet sich nach dem individuellen psychologischen Befund.
Gesprächstherapie	Verfahren, das das unmittelbare therapeutische Gespräch und die Interaktion zwischen Therapeut und Patient in den Mittelpunkt stellt.
Verhaltenstherapie	Vielfalt von Verfahren, die auf der Beobachtung und Veränderung von Verhalten beruhen.
Gruppen-Psychotherapie	Psychotherapie im Gruppenrahmen. Bei Hauterkrankungen oft bewährte Behandlungsform.
Entspannungsverfahren	Meist körperorientierte oder suggestive Verfahren mit entspannendem Effekt, z. B. autogenes Training, Progressive Muskelentspannung. Hoher Stellenwert auch bei der Psoriasis.
Psychodrama	Verfahren, in dem Konflikte durch Rollenspiele aufgedeckt und behandelt werden. Die Behandlungsindikation richtet sich nach dem individuellen psychologischen Befund.
Familien- und Paartherapie	Therapie im erweiterten Personenrahmen. Die Behandlungsindikation richtet sich nach dem individuellen psychologischen Befund.
Positive Psychotherapie	Verfahren der Psychotherapie, bei dem Konfliktsituationen positiv umgedeutet und daraus Lösungen abgeleitet werden.
Körperorientierte Psychotherapie	Alle Verfahren, bei denen den Übungen mit dem Körper ein besonderer Stellenwert zukommt.
Hypnotherapie	Therapeutische Nutzung von hypnotischen Suggestionen.
Patientenschulungen	Vermittlung von Informationen zum Umgang mit der Erkrankung sowie zu vorbeugenden Maßnahmen

Verfahren	Besonderheiten
Sozialdienstliche Maßnahmen	Hilfeleistung bei rehabilitativen Maßnahmen, z. B. häuslicher Pflege, Kuraufenthalten, Umschulungen.
Musiktherapie	Therapeutische Nutzung von Musik.
Kunst- und Gestalttherapie	Stellen die künstlerische Arbeit des Patienten in den Mittelpunkt der Behandlung.
Psychopharmakologische Therapie	Behandlung mit Medikamenten, die sich günstig auf die Stimmung auswirken, z. B. antidepressive, angstlösende Mittel. Kann auch bei der Psoriasis angezeigt sein.

Viele der genannten Therapieverfahren und Behandlungsmaßnahmen lassen sich miteinander kombinieren oder weisen Überschneidungen auf. Die Indikationsstellung ist grundsätzlich für den Einzelfall zu stellen – sie hängt nicht nur von der somatischen Diagnose ab, sondern von der Persönlichkeit des Betroffenen, seinem emotionalen Zustand, seinen Ressourcen und seinem Umfeld.

Zur Wirksamkeit der Psychotherapieverfahren liegt insgesamt eine große Zahl von Studien vor. Speziell für die Psoriasis sind aber nur wenige fundierte Psychotherapiestudien durchgeführt bzw. publiziert worden.

Aus mehreren Studien geht jedoch hervor, daß sowohl die analytisch orientierte Therapie wie auch verhaltensorientierte Gruppen-Psychotherapien günstige Wirkungen auf den Verlauf zu haben scheinen. Dies gilt unzweifelhaft für eine Verbesserung der emotionalen Befindlichkeit und der Krankheitsbewältigung, möglicherweise aber auch für den somatischen Verlauf.

Wir fassen zusammen: Bei einem Teil der Patienten mit Psoriasis besteht die Indikation zur psychotherapeutischen oder psychosozialen Mitbehandlung. Die Auswahl der in Frage kommenden Therapieverfahren beruht auf einer individuellen Entscheidung und richtet sich weniger nach der somatischen Erkrankung als nach psychologischen Merkmalen. Neben den Psychotherapieverfahren im eigentlichen Sinne können auch soziale Maßnahmen zur Verbesserung der Lebenssituation und Schulungsmaßnahmen zur Verbesserung des Krankheitsverständnisses und des Umganges mit der Erkrankung sinnvoll sein. Ziel aller Maßnahmen ist neben der Verbesserung des Hautzustandes auch die Verbesserung der Krankheitsbewältigung und der Lebensqualität.

7. Möglichkeiten der Psoriasis-Therapie

*Herr S., der anfangs schon vorgestellte 35jährige Außendienst-
mitarbeiter mit chronischer, schubweise verlaufender Psoriasis,
meldete sich kürzlich nach einjähriger Pause bei seinem behandelnden Dermatologen in der Hautklinik-Ambulanz: „Heute
komme ich, um Sie um ein Rezept zu bitten, damit ich die
Schuppung auf meiner Kopfhaut weiter behandeln kann.
Ansonsten habe ich seit einem Jahr keinerlei Schuppenflechtenherde mehr an meinem Körper bemerkt." Dr. P. erkundigt sich, wie Herr S. sich die erstaunliche Stabilität der Haut
erklären könne. „Ich glaube, es liegt vor allem daran, daß ich
mich im letzten Jahr endlich einmal richtig um die Psoriasis
gekümmert habe. Während ich früher nach Abheilung der
gröbsten Veränderungen immer vergaß, weiterhin die Nachbehandlung durchzuführen und auch die Vorbeugemaßnahmen
zu beherzigen, habe ich in den letzten zwölf Monaten ganz
regelmäßig meinen Körper gepflegt und es auch geschafft, mir
nicht mehr so viel unangenehmen Streß zu machen. Schließlich
hat es mir auch gutgetan, doch einmal in die hiesige Selbsthilfegruppe zu gehen und mir auch von anderen Betroffenen
deren Erfahrungen und Tips anzuhören. Ich glaube, daß die
Informationen aus der Selbsthilfegruppe fast ebensowichtig
waren wie das, was Sie mir gesagt haben." Dr. P. freut sich
über die Verbesserung nicht nur des Hautzustandes, sondern
auch der gesamten Befindlichkeit des Patienten. Er interessiert
sich zusätzlich auch für die zuletzt durchgeführten Behandlungsmaßnahmen. Der Patient schildert ihm, daß er in letzter
Zeit praktisch nur noch Pflegepräparate, besonders Vaseline
mit 5% Salicylsäure, an den Ellenstreckseiten eingesetzt habe,
ansonsten aber keine weitere Behandlung nötig gewesen sei.
Einige Wochen zuvor habe er sich bei einem leichten Schub mit
der noch vorrätigen calcipotriolhaltigen Salbe helfen können.*

Zur Behandlung der Schuppenflechte gibt es heute eine Vielzahl verschiedener äußerlich und innerlich anzuwendender Präparate. Besonders in den letzten zehn Jahren sind aufgrund des besseren Verständnisses der Pathophysiologie und Immunologie der Haut zahlreiche Therapieformen hinzugekommen. Fast jedem Patienten mit Schuppenflechte kann heutzutage daher bis zur weitgehenden Abheilung des Hautausschlages geholfen werden. Allerdings – eine dauerhafte Heilung ohne weitere Behandlung wird mit keinem der verfügbaren Mittel erreicht. Der genetisch mitbedingte „Eruptionsdruck", d.h. die von der Haut ausgehende Neigung zur erneuten Schuppung, kann auch heutzutage nicht beseitigt werden. Aus diesem Grund wechseln bei vielen Patienten mit Psoriasis erscheinungsfreie Phasen ohne Notwendigkeit einer Therapie mit Schubphasen, in denen eine qualifizierte dermatologische Behandlung nötig wird. Dies gilt insbesondere für die eruptiv-exanthematische, plötzlich aufschießende Form der Schuppenflechte. Bei der chronisch-stationären Form, die sich, wie schon beschrieben, durch meist andauernd bestehende Plaques besonders an den Ellenstreckseiten auszeichnet, kann jedoch auch eine Dauertherapie nötig sein, sofern dies von den Betroffenen gewünscht wird.

Für viele Patienten mit Psoriasis ist das Therapiespektrum für diese Erkrankung unübersichtlich und die Fülle der verschiedenen Verfahren verwirrend. Erst im Laufe der Zeit sammeln sie eigene Erfahrungen mit den unterschiedlichen äußerlichen oder auch innerlichen Therapieformen und werden oft selbst zum besten Kenner ihrer Psoriasis-Therapie. Die am häufigsten verwendeten Verfahren werden nachfolgend in der Reihenfolge ihrer historischen Entwicklung dargestellt und in ihrem Nutzen bewertet.

Schmieren im Salbentuch –
die traditionelle äußerliche Behandlung

Noch vor wenigen Jahrzehnten wurde die Psoriasis-Behandlung mit nur einigen wenigen Standardtherapien durchgeführt. Besonders weit verbreitet war die Anwendung von Teerpräparaten und ihren Abkömmlingen im Salbentuch. Diese Behandlung wurde meistens unter stationären Bedingungen, in leichten Fällen auch ambulant, durchgeführt und bestand aus der täglich zweimaligen Anwendung von Steinkohlenteer in Salbe auf allen betroffenen Arealen. Zur tieferen Einwirkung der Wirkstoffe und zur Vermeidung von verschmutzter Kleidung wurde diese Therapie meistens in einem speziellen Salbentuch durchgeführt, in das die Patienten für etwa eine halbe bis eine Stunde eingeschlagen wurden. Bei vielen Patienten war diese Behandlung – wenngleich durchaus recht wirksam – aufgrund des starken Teergeruches und der Hautverfärbung eher unbeliebt.

Als weiterer, dem Teer ähnlicher Wirkstoff wurde schon seit dem 1. Weltkrieg Dithranol (Cignolin) eingesetzt, ein Anthralin-Abkömmling, der sehr hautreizend ist und deswegen vorsichtig und einschleichend eingesetzt werden mußte. Dithranol wird auch heute noch verwendet und stellt trotz der neuen, wirksamen und angenehmeren äußerlichen Wirkstoffe in der stationären Behandlung einen gewissen Standard dar. Auch Dithranol hat die unangenehme Eigenschaft, Kleidung und Wäsche zu verfärben. Es ist ebenfalls geruchsintensiv, wenn auch nicht so stark wie Teer.

Zur Vereinfachung der ambulanten Anwendung wurden für das Dithranol Therapieschemata entwickelt, bei denen die Salbe nur für wenige Minuten aufgetragen wird (Minutentherapie) und anschließend wieder entfernt wird. In diesem Falle wird der Wirkstoff viel höher dosiert, ohne daß es zu Reizungen der Haut kommt.

UV-Therapie

Eine weitere probate, schon seit über einem Jahrhundert durchgeführte Behandlung ist die UV-Therapie der Haut. Diese wurde zunächst nur mit Sonnenlicht (Heliotherapie) durchgeführt, seit der zweiten Hälfte dieses Jahrhunderts nach Entwicklung immer sicherer UV-Lampen auch in Form künstlichen UV-Lichtes. Bewährt hat sich auch seit langem die Kombination aus UV-Licht und Teer- oder Dithranol-Therapie.

Die günstigen Wirkungen von Sonnenlicht auf die Haut waren vermutlich schon im alten Ägypten bekannt, wo die Vitiligo (Weißfleckenkrankheit) in einer Kombination aus pflanzlichem Wirkstoff (Khellin) und UV-Licht behandelt wurde. Eine Wiederentdeckung erfuhr die UV-Behandlung mit Sonnenlicht im 19. Jahrhundert. Besonders der Schweizer Laienbehandler Rufli (1820–1897) postulierte die heilsame Wirkung von Sonnenlicht auf eine Vielzahl innerlicher Erkrankungen, so auch auf Hautleiden, und richtete Sanatorien zur Sonnenbehandlung und für Wasseranwendungen ein.

Im 20. Jahrhundert waren es anfangs ebenfalls vorwiegend Laien oder Naturheilärzte, die die Heliotherapie – meist in Verbindung mit Klimabehandlungen – bei Hauterkrankungen einsetzten. Erst nach dem 2. Weltkrieg hat sich die dermatologische Forschung mit den Wirkungen der UV-Behandlung auf die Haut befaßt.

Inzwischen sind die Forschung und Therapie mit UV-Licht an der Haut zu einem wichtigen Bereich der Dermatologie geworden. Jede Hautklinik und auch viele niedergelassene Hautärzte sind mit UV-Anlagen ausgerüstet, an zahlreichen Universitäts-Hautkliniken werden Forschungsarbeiten zu den UV-Effekten auf die Haut durchgeführt. Gegenstand der Forschung am UV-Licht sind zum einen die therapeutisch nutzbaren Effekte der UV-Strahlen auf die Entzündung der Haut, wie sie z. B. bei der Schuppenflechte und der Neurodermitis eingesetzt werden. Zum anderen befaßt sich die UV-Forschung mit den unerwünschten Wirkungen der UV-Strahlung auf die Haut, z. B. die vorzeitige Alterung der Haut und die Entstehung von Hautkrebs.

Bezüglich der therapeutisch erwünschten Wirkung von UV-Licht auf die Haut haben die Forschungsarbeiten der letzten zehn Jahre gezeigt, daß UV-Licht deutliche immununterdrückende Wirkungen auf die Haut hat. Viele Entzündungsvorgänge, darunter die entzündlichen Veränderungen bei der Schuppenflechte, werden unter UV-Einwirkung verringert.

Die klinisch bemerkbaren Effekte der UV-Therapie stellen sich an den Psoriasis-Stellen etwa ein bis drei Wochen nach Therapiebeginn in Form von nachlassender Rötung und Übergang zur Bräunung dar. Im allgemeinen wird die UV-Therapie mit gemischtem UVA- und UVB-Licht durchgeführt. Notwendig sind meistens ca. 15 bis 20, zum Teil auch mehr Sitzungen, die etwa drei-, seltener bis fünfmal pro Woche durchgeführt werden.

Die Wirksamkeit der UV-Therapie kann durch äußerliche oder innerliche Anwendung von Mitteln verstärkt werden, die die UV-Empfindlichkeit der Haut erhöhen. In Nachahmung der natürlichen Kombination aus Salzwasser und UV-Licht, wie sie beim Badeurlaub am Meer oder bei Aufenthalten am Toten Meer vorkommt, wird z. B. auch in Praxen und Kliniken die kombinierte Bade-UV-Behandlung (Photosoletherapie) durchgeführt. Der Patient wird dazu in einer Sole-Lösung aus Meersalz gebadet und anschließend bei noch feuchter Haut UV-bestrahlt. Die Stärke der UV-Behandlung kann hierdurch deutlich gesteigert werden.

Eine noch größere Steigerung der UV-Wirkung tritt ein, wenn chemische Substanzen verwendet werden, die die Lichtempfindlichkeit der Haut erhöhen. Besonders häufig wird das 8-MOP (Methoxypsoralen) verwendet, eine ursprünglich aus Pflanzen gewonnene, lichtsensibilisierende Substanz. 8-MOP wird äußerlich als Badeanwendung oder innerlich in Tablettenform appliziert. Diese Form der Therapie wird als PUVA (Psoralen + UVA) bezeichnet. Die Steigerung der Lichtempfindlichkeit ist so hoch, daß bei der innerlichen Anwendung sogar Lichtschutzbrillen getragen werden müssen, damit das natürliche UV-Licht nicht die Netzhaut schädigt. Aufgrund der starken Wirkung ist bei der PUVA- und Bade-PUVA-Behandlung auch das Risiko einer Hautkrebserkrankung erhöht, wenn diese zu häufig und zu intensiv durchgeführt wird. Von fachgerecht behandelnden Ärzten wird daher die Gesamtdosis der PUVA-Behandlung ermittelt und möglichst eine geringe Lebenszeitbelastung angestrebt.

Salicylsäure

Ebenfalls schon seit fast einem Jahrhundert werden salicylsäurehaltige Salben in der Psoriasis-Therapie eingesetzt. Salicylate haben eine auflösende Wirkung auf die Hautschuppen (keratolytische Wirkung), wenn sie in Konzentrationen von ca. 3–10% gegeben werden. Bei Anwendung höherer Konzentrationen (bis zu 50%) ist die auflösende Wirkung so stark, daß auch gesunde Haut angegriffen und aufgelöst wird. Diese Eigenschaft wird bei Warzen-Pflastern und -Tinkturen therapeutisch genutzt, ist jedoch für die Psoriasis ohne Bedeutung.

Salicylate können in Salbenform (meist Vaseline) für Körperherde oder in Olivenöl und neuerdings auch in Gelform zur Behandlung des behaarten Kopfes eingesetzt werden. Oftmals wird eine Kombination aus salicylathaltiger Salbe und einer anderen wirkstoffhaltigen Salbe angewendet, z.B. 10% Salicylvaseline am Abend und 0,05% Dithranol in Vaseline morgens. Bei großen Anwendungsflächen muß bedacht werden, daß ein Teil des Salicylates vom Körper aufgenommen und über die Niere ausgeschieden wird. Die Anwendung ist daher bei Nierenschwäche nur eingeschränkt oder gar nicht möglich. Auch bei Kindern sollte keine großflächige Anwendung erfolgen, da die kindliche Haut eine noch höhere Resorptionsfähigkeit aufweist.

Corticosteroide

Unter Corticosteroiden versteht man Medikamente, die in ihrer Wirkung die Nebenrindenhormone, besonders Cortisol, nachahmen. Cortisol ist ein lebensnotwendiges Hormon, das in eine Vielzahl von Körperfunktionen eingreift und alle Gewebe beeinflußt. Die entzündungshemmenden Eigenschaften des körpereigenen Cortisons wurden bereits vor dem 2. Weltkrieg beschrieben. Erst in den 50er und 60er Jahren wurden jedoch synthetische Corticosteroide entwickelt, die für eine Anwendung bei Krankheiten in Frage kamen. Diese Medikamente haben sich in vielen Bereichen der Medizin als sehr heilsam und unentbehrlich erwiesen, z.B. in der Intensiv- und Notfallmedizin oder bei starken entzündlichen Erkrankungen des Körpers. In den 60er Jahren wurden spezielle Cortison-Zubereitungen für die äußerliche Anwendung bei Hauterkrankungen entwickelt, die zu einer regelrechten Euphorie in der dermatologischen Therapie führten. Bislang nur sehr schwer oder praktisch nicht zur Abheilung zu bringende Hauterkrankungen konnten in häufig kurzer Zeit komplett beseitigt werden.

Auch die Psoriasis spricht meist sehr gut auf eine äußerliche oder innerliche Cortison-Therapie an. Schon bald wurde jedoch in der Psoriasis-Therapie wie auch bei anderen Indikationen deutlich, daß die gute Wirkung auch mit Nebenwirkungen einherging, z.B. dünner, verletzbarer Haut, Infektanfälligkeit, Aufschwemmung des Körpers. Es zeigte sich auch, daß die Schuppenflechte zwar meist schnell zur Abheilung zu bringen war, nach Absetzen des Cortisons jedoch nicht selten wieder aufflammte, teilweise stärker als zuvor. Dieses als „Rebound" bezeichnete Phänomen limitiert neben den Nebenwirkungen bis heute den Dauergebrauch von Cortisonpräparaten bei der Psoriasis. Aufgrund der Verfügbarkeit anderer, gut wirksamer, äußerlich oder innerlich anwendbarer Präparate hat die Cortison-Behandlung der Psoriasis inzwischen an Bedeutung verloren. Weiterhin wichtige Einsatzbereiche sind aber schwere, den ganzen Körper betreffende Formen (erythrodermische Psoriasis), gegenüber anderen Maßnahmen therapieresistente Psoriasis-Formen sowie Veränderungen im Bereich des behaarten Kopfes und der Gehörgänge, wo die Nebenwirkungen des Cortisons gegenüber z.B. der Anwendung im Gesichtsbereich eher gering sind. Auch zur Anbehandlung von Herden mit nachfolgender Weiterbehandlung durch andere Präparate kommen cortisonhaltige Salben noch in Frage.

Für die Zukunft besteht die Hoffnung, daß weiterentwickelte Abkömmlinge des Cortisons bei verminderten Nebenwirkungen nachhaltige Wirksamkeiten auf die Schuppenflechte aufweisen. Dadurch könnte die Cortison-Therapie wieder zu einer wichtigen Alternative werden.

Vitamin-D-Abkömmlinge

In den vergangenen zehn Jahren ist mit den Vitamin-D-Abkömmlingen eine neue äußerliche Behandlungsmöglichkeit der Psoriasis entwickelt worden, die sich als sehr effektiv und praktisch in der Anwendung erwiesen hat. Schon in den 70er und 80er Jahren hatte man in Experimenten erkannt, daß Vitamin D nicht nur im Knochenstoffwechsel von Bedeutung ist, sondern auch Immunfunktionen beeinflußt. Es zeigte sich schnell, daß bei systemischer Anwendung von Vitamin-D-Abkömmlingen die notwendigen Dosierungen zur Beeinflussung von Immunfunktionen zu hoch und nebenwirkungsreich waren. Aus diesem Grunde wurden in den 80er Jahren verschiedene Vitamin-D-Verbindungen in der äußerlichen Anwendung auf der Haut untersucht. Als besonders günstig erwies sich die Wirkung des Calcipotriols, das schließlich unter den Handelsnamen Psorcutan® und Daivonex® auf dem Markt eingeführt wurde. Diese Präparate zeichnen sich durch eine ungewöhnlich schnell einsetzende und relativ sichere Wirkung aus. Gelegentlich kommt es nach vielen Wochen bis Monaten der Anwendung zu Wirkungsabschwächungen, so daß mit anderen Präparaten weiterbehandelt werden muß. An empfindlichen Hautpartien können auch Hautreizungen auftreten. Die Dosierung sollte dann reduziert werden. Bei äußerst großflächigen Anwendungen sind durch die Aufnahme des Calcipotriols in den Körper Nebenwirkungen, die denen des Vitamin D entsprechen, nicht gänzlich auszuschließen.

Vitamin-A-Abkömmlinge

Vitamin A und besonders einige Abkömmlinge des Vitamins A weisen anti-entzündliche und wachstumshemmende Wirkungen auf die Oberhaut auf. Schon seit Jahrzehnten werden sie daher dermatologisch genutzt. Neben der wohl häufigsten Indikation, der Akne vulgaris, werden sie auch in bestimmten Fällen bei der Psoriasis angewendet. Zur innerlichen Anwendung kommt vorwiegend das Acitretin (Neo-Tigason®), das insbesondere bei den pustulösen Formen der Schuppenflechte (z. B. Psoriasis palmo-plantaris) wirksam ist. Unter der Acitretin-Therapie kommt es zu einem Austrocknen der Pusteln und zu einer Verringerung der Hautentzündung. Als Begleiterscheinungen treten nicht selten eine übermäßige Austrocknung von Haut und Schleimhäuten sowie Spannungsgefühle und Juckreiz an der Haut auf. Eine schwerwiegende Nebenwirkung bei Frauen im gebärfähigen Alter ist die Fruchtschädigung während einer Schwangerschaft. Acitretin darf deswegen nicht angewendet werden, wenn die Möglichkeit einer Schwangerschaft besteht.

Neben der innerlichen Anwendung von Vitamin-A-Abkömmlingen sind in den 90er Jahren auch äußerlich anzuwendende Präparate auf den Markt gekommen, darunter in Deutschland die Tazarotene (Zorac®). Ihre Wirkung ist schwächer als die der innerlich angewendeten Präparate, sie sind jedoch gezielter einzusetzen und mit weniger Nebenwirkungen verbunden. Ihre Anwendung kommt vorwiegend bei Psoriasis-Herden am Körper, weniger im Kopfbereich, in Frage.

Behandlung der Schuppenflechte mit Immunsuppressiva

Besonders in der Transplantationsmedizin und in der Rheumatologie wurden in den letzten 30 Jahren hochwirksame immunsuppressive Medikamente entwickelt, welche die Teilung und damit Vermehrung von Körperzellen drosseln. In der Transplantationsmedizin dienen sie der Blockade von Immunzellen, die ansonsten ein Fremdtransplantat abstoßen würden.

Nach den umfangreichen Erfahrungen in diesem Bereich wurden einige Präparate auch für andere Anwendungsbereiche erprobt. Diese werden nachfolgend dargestellt.

Methotrexat

Methotrexat gehört zu den ersten in der Therapie von schweren Entzündungen eingesetzten Immunsuppressiva. Es wurde zunächst in der Krebstherapie entwickelt, da es die Vermehrung von schnell teilenden Zellen, wie den Tumorzellen, hemmt. Diese Wirkung ist jedoch nicht spezifisch, so daß auch andere teilungsfreudige Zellen und Gewebe betroffen sind. Die Wirkung bei der Psoriasis ist somit recht gut. Neben den Hauterscheinungen lassen sich auch die Gelenkentzündungen (Arthritis psoriatica) häufig gut beeinflussen.

Angesichts der ungesteuerten Wirkung des Methotrexats auf alle schnell wachsenden Gewebe kann es besonders an den Schleimhäuten zu Wunden und Blutungen kommen. Da die Wirkung des Methotrexats auf der Hemmung des Folsäure-Stoffwechsels basiert, wird in diesen Fällen Folsäure zum Ausgleich gegeben. Weitere Problembereiche hinsichtlich der Nebenwirkungen sind Leberveränderungen sowie bei Dauertherapie über Jahre das Risiko von bösartigen Tumoren. Umgekehrt ist die Methotrexat-Therapie dann in Betracht zu ziehen, wenn schwere Psoriasis-Veränderungen vorliegen und diese eher schubweise auftreten, so daß der Behandlungszeitraum limitiert bleibt. Besonders gut sprechen die pustelbildenden Formen der Psoriasis auf Methotrexat an.

Cyclosporin A

Cyclosporin A ist ein natürlicher Hemmstoff der Zellteilung, der aus Pilzen gewonnen wird. Im Gegensatz zu Cortison und Methotrexat hemmt Cyclosporin A die Immunzellen viel zielgenauer in ihrer Überaktivität. Es setzt nämlich spezifisch bei der Funktion von T-Lymphozyten an, deren Teilung und Aktivierung gehemmt wird. Neben dem ursprünglichen Anwendungsbereich nach Organtransplantationen hat sich Cyclosporin A aufgrund seiner spezifischen Wirkung auch bei anderen chronisch-entzündlichen Erkrankungen wie der rheumatoiden Arthritis, der Neurodermitis und der Schuppenflechte bewährt. Ein hoher Prozentsatz der Patienten mit Psoriasis spricht gut auf Cyclosporin A an, sowohl bei typischen wie atypischen Psoriasis-Formen und auch bei der Arthritis psoriatica. Nachteile der Cyclosporin-A-Therapie sind mögliche Veränderungen des Blutdrucks und der Nierenfunktion, so daß diese Werte ständig überprüft werden müssen. Bei langfristiger Anwendung muß wie bei allen Immunsuppressiva aufgrund der Hemmung der Abwehrfunktionen mit einem erhöhten Krebsrisiko gerechnet werden. Dies gilt insbesondere bei Kombination der Cyclosporin-A-Behandlung mit einer UV- oder insbesondere PUVA-Therapie. Bei schweren Formen der Schuppenflechte stellt Cyclosporin A aber dennoch für viele Patienten die beste Therapieoption dar.

Fumarsäureester

Fumarsäureester sind Verbindungen der Fumarsäure, eines Stoffwechselproduktes des menschlichen Körpers. Sie wurden in die Psoriasis-Therapie durch Selbstversuche eines Chemikers Anfang der 60er Jahre eingeführt und fanden zunächst besonders in alternativ-medizinischen Kreisen in Tabletten- und Salbenform Verbreitung. Aufgrund von Einzelberichten über schwerwiegende Nierenschäden nach Anwendung von Fumarsäureestern wurde in der etablierten Medizin lange Zeit auf eine Anwendung verzichtet. Es zeigte sich dann jedoch, daß diese Nebenwirkungen vornehmlich bei unkontrollierter äußerlicher Anwendung auftraten und die innerliche Anwendung in mehreren Studien ohne nennenswerte Komplikationen verlief. In Therapiestudien Ende der 80er Jahre wurde die Wirksamkeit der Fumarsäureester eindeutig belegt, so daß das Präparat in Deutschland eine Zulassung fand. Noch immer sind jedoch die Studien zur Toxikologie und zu den Nebenwirkungen der Substanz nicht abgeschlossen. Zu den häufigen

Erscheinungen bei der Therapie gehören Magen-Darm-Beschwerden, Durchfälle, Hautrötungen am gesamten Körper sowie Kopfschmerzen. Diese Nebenwirkungen treten bei einschleichender Dosierung seltener auf und sind meist nur vorübergehend. Da jedoch auch Blutbild-Veränderungen, vor allem die Abnahme der Lymphozyten, nicht selten sind, sollten engmaschige Laborkontrollen durchgeführt werden.

Insgesamt stellen die Fumarsäureester eine wirksame Therapieform für alle Arten von Psoriasis-Erscheinungen dar, sie sollten jedoch nur in schweren Fällen bei Therapieresistenz gegen weniger starke Medikamente eingesetzt werden. Angestrebt wird statt der Verwendung eines Gemisches verschiedener Fumarsäure-Verbindungen eine Einzelsubstanz, deren Wirkungen und Nebenwirkungen noch besser zu kontrollieren sind.

Weitere immunsuppressive Substanzen

Aus der Transplantationsmedizin und aus der Krebstherapie sind weitere Medikamente bekannt, die eine Hemmung der Zellteilung bewirken und somit auch bei der Psoriasis wirksam sein können. Hierzu zählen das Cyclophosphamid (Endoxan®), Azathioprin (Imurek®) und Mycophenolatmofetil (Cell cept®). Diese Substanzen werden jedoch aufgrund von ungünstigen Risiko-Nutzen-Verhältnissen bzw. noch nicht ausreichenden Langzeiterfahrungen (Cell sept) nur selten eingesetzt.

Zur Zeit befinden sich weitere Immunsuppressiva in Testläufen, darunter auch Substanzen, die äußerlich angewendet werden können. Eine der vielversprechendsten Substanzen ist das Tacrolimus (FK 506), welches bei der Neurodermitis schon erfolgreich angewendet wird. Die verfügbaren Studiendaten zur Psoriasis sind noch nicht sehr zahlreich, so daß hier die weitere Entwicklung abgewartet werden muß.

Immunmodulierende Substanzen

In den letzten Jahren ist das Verständnis für die formale Pathogenese der Psoriasis, d.h. die Mechanismen der Entstehung und Unterhaltung auf immunologischer Ebene, deutlich gestiegen. Zahlreiche einzelne Faktoren, die im Immunsystem der Haut zur Schuppenflechte beitragen, konnten identifiziert werden. Hierzu zählen Botenstoffe des Immunsystems wie das Interleukin 1, Interleukin 2 und Interleukin 10, Tumor-Nekrosefaktor Alpha, Interferone (um nur einige zu nennen), ferner wichtige Verbindungsmoleküle zwischen den Immunzellen wie ICAM 1, CD 28 und B 7. Diese Botenstoffe bzw. Signalempfänger werden versuchsweise zur Hemmung der Immunvorgänge an der Haut verwendet. Es hat sich allerdings gezeigt, daß durch Zufügen oder Ausschalten eines einzigen Botenstoffes die Kaskade der Entzündungsvorgänge an der Haut nicht ausreichend hemmbar war oder daß durch den Eingriff in das Immunsystem mittels Botenstoffen zu starke Nebenwirkungen erzeugt wurden. Aus diesem Grunde ist die Immuntherapie mit körpereigenen Botenstoffen noch nicht aus dem experimentellen Stadium herausgekommen.

Dermatologische Pflegetherapie

Unabhängig vom Schweregrad und vom Erscheinungsbild der Psoriasis ist es in den meisten Fällen sinnvoll, neben der spezifischen Wirkstoff-Therapie eine unspezifische Pflegebehandlung der Haut vorzusehen. Hierdurch kann eine Austrocknung der Haut mit weiterer Entzündung und Juckreiz vermindert und das Wohlbefinden an der Haut verbessert werden. Verwendung finden häufig rückfettende Badeöle und Salben oder Cremes ohne Wirkstoffe oder mit Harnstoff (Urea). Es ist darauf zu achten, daß die Therapie stets dem wechselnden Hautstatus angepaßt wird.

Behandlung der Psoriasis mit Naturheilverfahren

Die Therapieansätze aus dem Bereich von Naturheilverfahren und Alternativmedizin sind so zahlreich und vielschichtig, daß sie in einem eigenen Kapitel behandelt werden.

Psychosomatische Therapie

Bei zumindest einem Teil der Patienten mit Psoriasis spielen psychosomatische Faktoren in Auslösung und Verlauf eine Rolle. Auch ohne direkte Mitbeteiligung an Auslösung und Verlauf können psychosomatische Faktoren jedoch zusätzlich durch die Krankheitsbelastung – gleichgültig, welche Ursache – von Bedeutung sein. Auch im Bereich der psychosomatischen Therapie gibt es eine Vielfalt von Methoden und Erkenntnissen, so daß auch dieser Bereich in einem eigenen Kapitel behandelt wird.

Wir fassen zusammen: Die Psoriasis kann mit einem großen Spektrum an äußerlichen und innerlichen Therapiemaßnahmen behandelt werden. Die Wirksamkeit der konventionellen Therapeutika beruht meist auf eine Unterdrückung der Immunreaktion an der Haut oder auf einer Auflösung der übermäßigen Schuppungen. Mit den vorliegenden Therapeutika können die Erscheinungen an der Haut fast immer verbessert oder beseitigt werden, eine gänzliche Heilung, d.h. permanente Abwesenheit von Hauterscheinungen, ist mit ihnen nicht sicher zu erzielen.

8. Alternativmedizin bei Psoriasis

Frau A. trifft im Wartezimmer ihres Arztes eine ältere Dame, die sie kürzlich anläßlich eines Vortrages zur Psoriasis kennengelernt hatte. Frau J., so der Name dieser Dame, berichtet, daß ihre 21 jährige Tochter kürzlich auch erstmals Schuppenflechtenherde am Kopf und an der Brust entwickelt habe. Ihre Tochter wollte sich aber nicht beim Hautarzt behandeln lassen, sondern vertraue auf ihre homöopathische Hausapotheke. Die beiden Damen rätseln, ob von der Homöopathie günstige Wirkungen auf die Psoriasis ausgehen könnten. Sie beschließen, ihre Hautärztin darauf anzusprechen. Frau Dr. B. zeigt sich diesem Verfahren gegenüber grundsätzlich offen, ist jedoch skeptisch, ob damit eine Schuppenflechte wirklich behandelt werden kann. Sie habe mehrere Patienten mit Psoriasis in ihrer Behandlung, die zuvor vergeblich mit homöopathischen Mitteln behandelt worden seien. Allerdings wisse sie auch von einer Patientin, die in ausschließlich homöopathischer Behandlung nach zwei Jahren schließlich eine Abheilung ihrer Schuppenflechte ohne weitere Therapie erlebte. Unklar ist bei solchen Verläufen jedoch, ob die Abheilung der Schuppenflechte wirklich durch die homöopathische Behandlung und nicht durch den zeitlichen Verlauf allein verursacht worden ist.

Die Grundhaltung der Hautärztin, bestehend aus einer gewissen Neugier und Offenheit mit deutlicher Skepsis gegenüber der Homöopathie oder den Naturheilverfahren, ist unter vielen Ärzten anzutreffen. Die im Rahmen der alternativ-medizinischen und naturheilkundlichen Behandlung eingesetzten Verfahren sind häufig nicht in kontrollierten, systematischen Studien auf ihre Wirksamkeit hin überprüft worden. Sie beruhen auf Einzelerfahrungen und statistisch nicht kontrollierten Beobachtungen. Für eine eindeutige Anerkennung dieser Verfahren sind die erfahrungsheilkundlichen Erkenntnisse nicht ausreichend. Sie stellen jedoch eine wichtige Ausgangsbasis dar, um alternativ-medizinische Methoden mit guten erfahrungskundlichen Erfolgen in wissenschaftlichen Untersuchungen zu prüfen und ggf. in das Repertoire der anerkannten Verfahren aufzunehmen.

Mit den Begriffen „Alternativmedizin", „Naturheilverfahren" und vielen weiteren Bezeichnungen wird eine große, sehr heterogene Gruppe von Verfahren bezeichnet, die von wissenschaftlich fundierten Methoden (z. B. der Pflanzen-Pharmakologie) bis hin zu spekulativen Methoden ohne ausreichende Wirksamkeitsnachweise (z. B. Bioresonanztherapie) reicht. Es erscheint uns wichtig, in diesem Kapitel sowohl zu einer Begriffsklärung beizutragen wie auch die am häufigsten angewendeten Verfahren darzustellen und zu bewerten.

Zum Verständnis der Naturheilverfahren

Unter Naturheilverfahren versteht man solche Therapieformen, die sich bevorzugt genuiner Naturfaktoren wie Luft, Licht, Sonne, Klima, Pflanzen und Wasser bedienen. Als „klassische Naturheilverfahren" im engeren Sinne werden bezeichnet: Phytotherapie, Ernährungstherapie, Hydrotherapie, Bewegungstherapie und Ordnungstherapie (Tab. 8.1). Diese Verfahren wurden im letzten Jahrhundert von Pfarrer Sebastian Kneipp in Wörishofen für die medizinische Therapie „wiederentdeckt". In einem weiteren Sinne sind auch die Massagetherapien, manuelle Therapie, Klima- und Thalassotherapie zu den Naturheilverfahren zu zählen. Außerdem zählen Verfahren dazu, die nicht gänzlich auf Naturfaktoren beruhen, jedoch in ihrer Wirkung auf einer Aktivierung der „Selbstheilungskräfte" des Organismus beruhen sollen. Hierzu zählen u. a. die Akupunktur, ausleitende Verfahren, Homöopathie und Neuraltherapie.

Tab. 8.1: Häufige in der komplementärmedizinischen dermatologischen Behandlung eingesetzte Verfahren.

I Klassische Naturheilverfahren

Phytotherapie
Ernährungstherapie und Heilfasten
Hydrotherapie incl. Balneotherapie
Bewegungstherapie
Ordnungstherapie

II Naturheilverfahren im weiteren Sinne

Akupunktur
Ausleitende Verfahren
Bach-Blütentherapie
Eigenblutbehandlung
Enzymtherapie
Homöopathie
Klima- und UV-Therapie
Massagetherapien

III Weitere, bei Psoriasis eingesetzte „unkonventionelle" Verfahren

Anthroposophische Therapie
Antihomotoxische Therapie
Autohomologe Immuntherapie
Ayurveda
Bioelektronische Verfahren incl. Bioresonanztherapie
Elektrotherapie
Kinesiologie
Magnetfeldtherapie
Mikrobiologische Therapie
Neuraltherapie
Nosodentherapie
Orthomolekulare Therapie
Sauerstoff- und Ozontherapien
Spenglersan-Therapie
Zell- und Organotherapie

Neben dem Begriff „Naturheilverfahren" werden für diesen Bereich zahlreiche weitere Umschreibungen verwendet, die ebenfalls mit einer gewissen Unschärfe behaftet sind und die subjektive Sichtweise der Betreffenden widerspiegeln. Hierzu zählt der Begriff „Alternativmedizin", der andere, „alternative Verfahren" als die an den Hochschulen gelehrten, sogenannten „schulmedizinischen" Verfahren meint. Der Begriff „Komplementärmedizin" beinhaltet Verfahren, die nicht aus der konventionellen Therapie ausgeschlossen werden, sondern diese ergänzen sollen. Mit „unkonventionellen medizinischen Richtungen" sind Verfahren gemeint, die noch keinen Einzug in die Lehrmeinung („Konvention") gefunden haben.

Zwischen den einzelnen Begriffen gibt es Überschneidungen. Die Hydrotherapie ist beispielsweise auf der einen Seite ein Naturheilverfahren, wird auf der anderen Seite aber wissenschaftlich erforscht und gelehrt. Eine Akzeptanz der Hydrotherapie besteht jedoch nicht an allen Hochschulen, so daß sie von manchen Schulmedizinern dennoch als „Alternativmedizin" bezeichnet wird.

In den nachfolgenden Ausführungen wird der Begriff „Naturheilverfahren" für die klassischen Naturheilverfahren und die Bezeichnung „alternative medizinische Heilmethoden" für alle anderen Verfahren verwendet. Wichtiger als nomenklatorische Fragen erscheint uns jedoch die inhaltliche Auseinandersetzung mit den einzelnen Methoden.

Phytotherapie

Pflanzliche Therapeutika werden seit jeher zur Behandlung von Erkrankungen eingesetzt. Sie sind wahrscheinlich der Prototyp von Arzneimitteln schlechthin und wurden erst im 20. Jahrhundert zunehmend von synthetischen Arzneimitteln abgelöst. Auch zahlreiche heute synthetisch hergestellte Medikamente stammen ursprünglich aus Pflanzen, z. B. der Wirkstoff 8-MOP (Methoxypsoralen), welcher aus der Pflanze Khellin gewonnen wurde und heute als synthetisches Produkt in der UV-Therapie der Psoriasis verwendet wird.

Für die Behandlung der Psoriasis sind vor allem solche Pflanzenwirkstoffe interessant, die eine entzündungshemmende (antiphlogistische) und eine zellvermehrungshemmende (antiproliferative) Wirkung haben (Tab. 8.2). Milde antiphlogistische Wirkungen sind nachgewiesen worden für die Kamille, die Ringelblume (Calendula), die Zaubernuß (Hamamelis) und den Bittersüßen Nachtschatten (Dulcamara). Diese Pflanzen werden gelegentlich zur äußerlichen Behandlung der Psoriasis eingesetzt; sie haben jedoch eine eher geringe, in klinischen Studien nicht ausreichend abgesicherte Wirkung und sind lediglich zur Nachbehandlung oder bei sehr leichten Formen geeignet.

Tab. 8.2: Heilpflanzen in der Therapie der Psoriasis.

Pflanze	Dt. Name	Vorkommen	Wirkungen/Anwendung
Aloe vera	Kap-Aloe	Mittelmeerländer, Afrika, Amerika	Förderung von Wundheilung und Regeneration der Haut, Studie spricht für Wirksamkeit bei leichter Schuppenflechte
Mahonia aquifolium	Mahonie	Nordamerika, in Europa in Parks und Gärten	Durch Studien belegte Wirksamkeit bei leichter bis mittelschwerer Psoriasis
Matricaria chamomilla	Kamille	Europa, Asien, Afrika, Amerika	Wundheilungsfördernd, leichte antimikrobielle Wirkung, entzündungshemmend. Bei Psoriasis nur in sehr leichten Fällen oder bei Vorliegen einer zusätzlichen bakteriellen Besiedlung

Besser geeignet und in ihrer Wirksamkeit bei äußerlicher Anwendung belegt sind zwei andere Pflanzen: Mahonia aquifolium und Aloe vera. Mahonia aquifolium ist eine traditionelle Heilpflanze der nordamerikanischen Indianer. Sie wurde dort bereits bei Magen-Darm- und Hauterkrankungen eingesetzt. Pflanzen-Pharmakologen haben in der Zwischenzeit herausgefunden, daß Mahonia aquifolium, eine Berberitzenart, zahlreiche wirksame Alkaloide enthält, darunter das Berberin. Letzteres weist experimentell ausgeprägte hemmende Eigenschaften auf kultivierte Zellen auf und hemmt die Funktion von Immunzellen. In Japan ist es als Einzelsubstanz zur Psoriasis-Therapie erhältlich.

Aufgrund dieser beschriebenen Effekte wurde Mahonia aquifolium seit Anfang der 90er Jahre in klinischen Studien getestet. Es scheint dennoch bei leichter bis mittelschwerer Psoriasis wirksam zu sein. Auch zur Nachbehandlung schwerer Psoriasis-Formen in der Abheilungsphase erscheinen mahoniahaltige Salben (z. B. Rubisan®) geeignet.

Aloe vera ist ein meist als Gel zu erwerbendes Gemisch verschiedener Aloe-Arten. Mehrere dieser Aloe-Auszüge weisen günstige Wirkung auf die Wundheilung und auf die Hautgesundheit auf, so daß sie gern in kosmetischen Präparaten eingesetzt werden. Vor wenigen Jahren wurde erstmals eine systematische, kontrollierte Studie mit dem Ziel durchgeführt, die Wirksamkeit von Aloe vera auch bei der Psoriasis zu ermitteln. Hier zeigte sich, daß Aloe vera tatsächlich der Grundlagenanwendung ohne Wirkstoff überlegen war, praktisch keine Nebenwirkung aufwies und somit bei leichter bis mittelschwerer Form der Psoriasis als sinnvolle Ergänzung des Therapiespektrums gelten kann. Weitere Studien sind jedoch noch nötig, um die Erkenntnisse über Aloe vera in der Psoriasis-Therapie zu erweitern.

Akupunktur

Die Akupunktur ist eine seit Jahrtausenden bekannte Therapieform der traditionellen chinesischen Medizin. Hier wurde sie vorwiegend in Ergänzung zu weiteren Methoden wie z. B. der chinesischen Pflanzentherapie angewendet.

Die Akupunktur gelangte in der Neuzeit nach Europa und wurde dort besonders im 19. und 20. Jahrhundert an die Denkweise der europäischen Medizin angepaßt. Es entwickelten sich u. a. eine „Wiener Schule" und eine „Pariser Schule" der europäischen Akupunktur. In der letzteren entstand u. a. die Ohr-Akupunktur, welche in China nicht praktiziert wurde.

Nach dem Verständnis der Akupunktur gibt es Punkte an der Haut, die mit bestimmten Organen oder Körperfunktionen in Verbindung stehen. Nach Reizung dieser Punkte mittels Metallnadeln kommt es zu aktivierenden oder beruhigenden Wirkungen auf die damit verbundenen Organe oder Organfunktionen. Diese spezifischen Hautpunkte werden Akupunkturpunkte genannt. Alle Punkte auf der Körperoberfläche, die zu einem bestimmten Organ oder Organsystem gehören, werden durch eine gedachte Linie miteinander verbunden: den Meridianen. Nach chinesischem Verständnis sind Meridiane Linien, in denen ein Energiefluß stattfindet. Störungen des Energieflusses führen zu veränderten Organfunktionen und lassen sich durch die Nadelung im Rahmen der Akupunktur ausgleichen. Allerdings können mit der Akupunktur nur Funktionsstörungen, nicht aber manifeste Gewebeveränderungen behandelt werden.

Im Bereich der dermatologischen Therapie gelten Juckreiz, Schmerzzustände, Ekzeme, Herpes-Erkrankungen und auch die Akne als aussichtsreiche Indikationen für die Akupunktur. Die Behandlung der Psoriasis mittels Akupunktur gilt als schwierig. Sie wird meist nur unterstützend zu weiteren Therapiemaßnahmen durchgeführt und oft in ein breiteres naturheilkundlich-alternativmedizinisches Behandlungskonzept eingebettet. Inwieweit sie sich für die Behandlung der Arthritis psoriatica und den damit verbundenen Schmerzen eignet, wurde bislang noch nicht systematisch untersucht.

Homöopathie

Die Homöopathie ist ein medizinisches Behandlungskonzept, das sich grundlegend von der konventionellen Medizin unterscheidet. Sie beruht auf zwei Grundprinzipien, die vom Begründer der Homöopathie, Samuel Hahnemann, im 18. Jahrhundert formuliert wurden. Hahnemann war Arzt in Sachsen und stellte eher zufällig in einem Selbstversuch fest, daß die von ihm eingenommene Chinarinde genau diejenigen Symptome erzeugte, gegen die sie bei Malaria-Kranken eingesetzt wurde. Hieraus entwickelte er die Idee, daß Krankheiten mit solchen Medikamenten behandelt werden könnten, die bei Gesunden als Begleit- oder Vergiftungserscheinungen die bei der Erkrankung vorliegenden Symptome hervorrufen. Er führte daher umfangreiche Testungen von Arzneisubstanzen, sonstigen Chemikalien und auch Naturstoffen durch und beobachtete genau, welche Wirkungen diese Substanzen bei Gesunden – meistens erprobt an seinen zahlreichen Kindern und Verwandten – hervorriefen. Besonders hervorstechende Merkmale der geprüften Substanzen griff er auf und setzte diese Medikamente ein, wenn die Erkrankungsbilder den geprüften Arzneibildern entsprachen. Er nannte dieses Prinzip „Simila similibus curantur", d.h. Gleiches mit Gleichem heilen.

Da etliche der von ihm geprüften und für grundsätzlich geeignet befundenen Substanzen recht toxisch waren, entschloß er sich zu einer systematischen Verdünnung, um direkte schädliche Wirkungen auf den Organismus zu vermeiden. Diese Verdünnungen führte er unter Verschütteln der Verdünnungsstufen durch und gelangte zu der Erkenntnis, daß die Wirkung der damit hergestellten „verdünnten" Arzneien verstärkt war. Diese Verschüttelungsweise wird als „potenzieren" bezeichnet und geschieht meist in 10er oder 100er Verdünnungen. Eine fünfmalige Verdünnung um den Faktor 10 (d.h. im Verhältnis $1:10^5$) entspricht nach der Nomenklatur der Potenz D5 (Dezimal fünf). Eine Potenzierung um den Faktor 10^{30} ($=$D30) entspricht somit einer Verdünnung um das $1:10^{30}$fache, d.h. einer extrem niedrigen Konzentration, bei der sich in der Verdünnungslösung statistisch kein Molekül mehr findet.

Aufgrund des Lehrsatzes, daß diese Potenzierung zu einer Wirkungsverstärkung führt, selbst wenn die Wirkstoffe nicht mehr in der Lösung nachzuweisen sind, ist die Homöopathie bis heute wissenschaftlich nicht anerkannt. Dennoch hat sich, ausgehend von Hahnemann, in den letzten über 200 Jahren eine immer größer werdende Anzahl von Ärzten und Laienheilern der Homöopathie zugewendet. Eine Erklärung liegt sicherlich darin, daß die Homöopathie bei praktisch allen Erkrankungen einsetzbar ist, mit vergleichsweise wenigen Nebenwirkungen einhergeht und als eine Form der „sanften Medizin" gilt, bei der den Patienten viel persönliche Aufmerksamkeit gewidmet wird.

Auch die Psoriasis kann praktisch in jeder Form mit homöopathischen Mitteln behandelt werden. Ein Teil der Homöopathen führt diese Behandlung als „klassische Homöopathie" durch, bei der lediglich ein einziges Mittel verordnet und meist in hohen Potenzen eingesetzt wird. Die Mittelwahl orientiert sich besonders an Geistes- und Gemütssymptomen, weniger an dem klinischen Erscheinungsbild. Daneben werden Homöopathika auch „organotrop" eingesetzt, d. h. gemäß dem klinischen Bild bzw. der vorliegenden Diagnose. Es ist bislang noch nicht systematisch untersucht und damit belegt worden, ob die Homöopathie bei der Psoriasis wirksam ist. Es gibt jedoch immer wieder glaubhafte Berichte darüber, daß die Schuppenflechte im Rahmen einer homöopathischen Behandlung schwächer wurde oder abheilte. Inwieweit diese Abheilungen tatsächlich auf die homöopathische Behandlung und nicht auf andere Faktoren zurückzuführen war, entzog sich bislang der Beweisführung.

Zusammengefaßt muß konstatiert werden, daß die Homöopathie heutzutage auch bei Hauterkrankungen und der Psoriasis häufig eingesetzt wird, ohne daß die Wirksamkeit nach wissenschaftlichen Kriterien gesichert ist. Auch viele homöopathisch behandelnde Ärzte betonen, daß die Behandlung der Psoriasis allein mit homöopathischen Mitteln schwierig ist und zusätzliche Maßnahmen, z. B. äußerliche Salbenanwendungen, ergänzend eingesetzt werden sollten.

Ernährungstherapie

Wenngleich die Ernährungstherapie auf der einen Seite zu den klassischen Naturheilverfahren zählt, so ist sie auf der anderen Seite auch in der etablierten Medizin und auch in den meisten nichtwestlichen Medizinkulturen verbreitet. Das Spektrum an möglichen Ernährungs-Therapieformen ist sehr breit und umfaßt sinnvolle Diäten und Basis-Kostformen ebenso wie exzessive und einseitige Diäten ohne vernünftiges Maß.

Eine spezielle „Psoriasis-Kost", die allen Patienten gleichermaßen empfohlen werden könnte, gibt es nicht. Im Gegensatz zur Neurodermitis und den Nahrungsmittelallergien ist die Psoriasis auch selten mit Nahrungsmittelunverträglichkeiten gepaart. Das heißt jedoch nicht, daß die Nahrung im Einzelfalle grundsätzlich keinen Einfluß auf die Psoriasis hätte. Eindeutig besteht nämlich ein Zusammenhang zwischen starkem (ernährungsbedingten) Übergewicht und der Psoriasis. Möglicherweise führt eine Leberzell-Verfettung zu einer Veränderung der Entzündungsbotenstoffe im Immunsystem und damit zu einem erhöhten Entzündungsdruck in der Haut. Neben der übermäßigen Nahrungsaufnahme scheinen sich bei manchen Patienten auch hohe Anteile an Fleisch- und Fettkost ungünstig auf die Psoriasis auszuwirken. Ein eindeutiger Provokationsfaktor für die Psoriasis ist ferner eine zu starke regelmäßige Alkoholaufnahme. Auch der Alkohol wirkt sich vermutlich vornehmlich über eine Leberbelastung auf die Psoriasis aus.

Aus ernährungsphysiologischer Sicht kann bei der Psoriasis wie auch bei Gesunden eine Vollwertkost empfohlen werden, bei der Vollkorngetreideprodukte, Gemüse und Obst, zum Teil in Rohkostform, im Vordergrund stehen und der Anteil von Fleisch eher gering sein sollte. Die Deutsche Gesellschaft für Ernährungsforschung (DGE) hat ihre Ernährungsempfehlungen inzwischen in diesem Sinne ausgesprochen. Erfahrungsgemäß wirkt sich eine rein vegetarische Kost günstig auf die Entzündungsvorgänge in der Haut aus. Bei völligem Verzicht auf tierische Produkte besteht jedoch die Gefahr von Mangelerscheinungen.

Zahlreiche spezielle Diätformen werden auch bei der Psoriasis propagiert:

- Mayr-Diät: Reduktionsdiät in mehreren Stufen, darunter Milch-Semmel-Diät und Heilfasten, die zusammen mit einer speziellen Darmbehandlung eingesetzt werden. In Kurform können sie die Gesamtkonstitution und pathologische Darmprozesse verbessern, ausreichende Untersuchungen zur Psoriasis liegen jedoch nicht vor.
- Haysche Trennkost: Kombinationskost aus Gemüse, Salaten und Obst sowie aus eiweißhaltigen bzw. kohlenhydrathaltigen Lebensmitteln, die nur getrennt, d. h. nicht während derselben Mahlzeit, eingenommen werden sollen. Die Trennung ist umstritten, Daten zur Psoriasis liegen nicht vor.
- Makrobiotische Kost: Aus Japan stammende, von Ohsawa und Kushi propagierte Kostform, bei der Getreide als wichtigstes Produkt, ergänzt um einige Gemüse, Hülsenfrüchte und Soja, eingesetzt und auf tierische Produkte weitgehend verzichtet wird. Insgesamt einseitige Ernährungsform, für die keine Studien zur Psoriasis vorliegen. Als vorübergehende Kostform bei Überernährung möglicherweise wirksam.
- Rohkost: Ernährung unter Verzicht auf gekochte Lebensmittel. Die partielle Aufnahme von ungekochten Lebensmitteln ist zwar äußerst sinnvoll, ein gänzlicher Verzicht auf das Kochen jedoch unnötig und eher schädlich.
- Reduktionsdiäten: Kostformen, bei denen Nahrungsmittelkomponenten oder die Energiezufuhr („Kalorien") reduziert werden. Insbesondere die Kalorienreduktion kann bei übergewichtigen Patienten mit Psoriasis sinnvoll sein, wenn sie systematisch und ärztlich kontrolliert durchgeführt wird.
- Heilfasten: Siehe gesonderten Abschnitt.
- Eiweiß-Diät nach Atkinson: Spezialkost, bei der vorwiegend proteinreiche Nahrung (vor allem Fleischprodukte) zugeführt werden. Einseitige Kostform, für die es praktisch keine sinnvolle Anwendung gibt.

Das Heilfasten ist durch den teilweisen oder völligen Verzicht auf Nahrung gekennzeichnet. Ohne feste Nahrung und ohne Kalorienzufuhr können gesunde Menschen über viele Wochen schadlos überleben. Lediglich die regelmäßige Flüssigkeitszufuhr muß gewährleistet sein. Bereits in der traditionellen Medizin und in zahlreichen Kulturen und Religionen wurde das Fasten als Verzicht auf feste Nahrung praktiziert. Als medizinische Maßnahme ist das Heilfasten auch heutzutage noch in Deutschland weit verbreitet, insbesondere in der Kurmedizin. Neben dem strengen Fasten mit gänzlichem Verzicht auf Kalorienzufuhr wurden modifizierte Formen wie das Saftfasten nach Buchinger entwickelt, die eine teilweise Versorgung mit Kalorien vorsehen.

In zahlreichen Versuchen wurden die physiologischen Wirkungen des Fastens und seine positiven Auswirkungen auf zahlreiche Erkrankungen belegt. Besonders erfolgreich angewendet wird das Fasten bei „Wohlstandserkrankungen" wie Fettsucht, Bluthochdruck, rheumatischen Erkrankungen und Diabetes.

Im Bereich der Hauterkrankungen werden auch gute Ergebnisse des Heilfastens hinsichtlich einer verminderten Entzündungsaktivität in der Haut berichtet. Besondere Bedeutung hat das Fasten bei Nahrungsmittelallergien und -unverträglichkeiten, da durch die Entlastung des Darmes eine Erholung der entzündeten Darmschleimhaut möglich ist.

Auch in der Behandlung der Psoriasis werden günstige Verläufe und sogar Abheilungen unter dem Heilfasten berichtet, was möglicherweise auf die Reduktion der Adipositas (Fettsucht) sowie auf den Entzug von entzündungsfördernden Fetten zurückzuführen ist.

Das Fasten kann als ergänzende Behandlungsmaßnahme der Psoriasis besonders bei übergewichtigen, zur Fettsucht neigenden Patienten, insbesondere wenn sich an das Fasten eine längerfristige Änderung der Ernährungsgewohnheiten anschließt, sein.

Auch bei der Psoriasis arthropatica kommt die Fastenbe-handlung in Frage.

Physikalische Medizin

Auch die physikalische Medizin nimmt eine Zwischenstellung zwischen „Naturheilverfahren" und konventionellen Verfahren ein. Sie umfaßt eine Vielzahl verschiedener Methoden, von Wasseranwendungen (Hydrotherapie) über Massagen bis hin zur UV-Behandlung und Elektrotherapie. Diesen Verfahren ist gemeinsam, daß sie ihre Wirkungen durch physikalische Einflüsse und nicht durch pharmakologische Effekte entfalten. Einige der physikalischen Verfahren sind für die Psoriasis-Therapie bedeutsam, so daß die Verfahren nachfolgend dargestellt werden.

Hydro- und Balneotherapie

Hydrotherapie ist die Anwendung von Wasser zu therapeutischen Zwecken. Balneotherapie nennt man jede Form von Badebehandlung. Im Rahmen der Hydrotherapie werden Güsse, Waschungen, Teil- und Vollbäder, Wickel und Saunabehandlungen durchgeführt. Alle genannten Verfahren beruhen auf physiologisch begründeten Wirkmechanismen.

In der Psoriasis-Therapie nimmt die Balneotherapie einen wichtigen Platz ein. Dem Badewasser werden verschiedene Zusätze beigefügt, insbesondere Teerpräparate und Meersalze. Auch die Anwendung von pflanzlichen Badezusätzen ist verbreitet. Vorteile der Bäderbehandlung sind sowohl eine gute Penetration von Wirkstoffen in die Haut als auch die einfache und gleichmäßige Benetzung der gesamten Hautoberfläche. Vermutlich kommt es durch die Bäderanwendung auch zu einem „Auswaschen" von entzündungsvermittelnden Botenstoffen in der Haut, was zur Minderung der Entzündung beiträgt. Schließlich kann die Bädertherapie auch erheblich zum besseren Befinden, zur größeren Entspannung des Patienten und zum vegetativen Ausgleich beitragen.

Klimatherapie

Die Vorzüge der Klimabehandlung und insbesondere der Kombination aus Meerwasser und UV-Licht wurden bereits erläutert. Es besteht kein Zweifel daran, daß diese beiden Wirkfaktoren für die Abheilung der Psoriasis bei den meisten Patienten hilfreich sind.

Heliotherapie und UV-Therapie

Künstliche und UV-Strahlung gegen die Psoriasis wurden bereits zuvor besprochen. Die natürliche UV-Behandlung im Sonnenlicht (Heliotherapie) ist die ökonomisch günstigere, wenn auch nicht so exakt steuerbare Maßnahme. Durch Verwendung spezieller UV-Filter können die künstlichen UV-Quellen noch gezielter gegen die Entzündung der Schuppenflechte eingesetzt werden.

Bewegungstherapien und Krankengymnastik

Anders als bei Herz-Kreislauf-Erkrankungen hat die Bewegungstherapie bei der Psoriasis (ohne Gelenkbeteiligung) keine unmittelbare Bedeutung. Dennoch ist aus klinischer Erfahrung bekannt, daß körperliche Bewegung nicht nur zum besseren Trainingszustand und zur Verbesserung der Immunlage beiträgt, sondern auch ausgleichende Wirkungen aus das Vegetativum und auf die Gesamtfunktionen des Körpers hat. Ausreichend körperliche Betätigung gehört somit zu den Basismaßnahmen auch bei der Psoriasis.

Eine spezifischere Funktion hat die Bewegungstherapie bei der Psoriasis arthropatica, die ebenso wie die rheumatoide Arthritis durch krankengymnastische Anwendungen verbessert werden kann.

Massagetherapien

Diese Behandlungsgruppe umfaßt eine Vielzahl verschiedener Techniken, mit denen Körpergewebe manuell bearbeitet werden. Zu den häufigsten Massageformen gehören neben der „klassischen" Massage die Lymph-, Bindegewebs- und Reflexzonenmassagen.

Für die Psoriasis-Behandlung stellen die Massagetherapien keine gängigen Verfahren dar. Besonders bei Vorliegen von arthropatischen Veränderungen und dadurch bedingten musculoskelettalen Beschwerden kann die Massage jedoch sinnvoll eingesetzt werden.

Elektrotherapie

Die Elektrotherapie verwendet Gleich- oder Wechselströme in unterschiedlichen Frequenz- und Applikationsformen, um insbesondere Schmerzzustände und musculoskelettale Fehlfunktionen zu behandeln. Daneben hat sich die Elektrotherapie auch als günstig für die Frakturheilung von Knochen sowie für die Heilung von Wunden erwiesen. Offenbar kommt es durch den Stromfluß sowohl zu aktivierenden als auch hemmenden Wirkungen auf verschiedene Zellarten.

Diese Beobachtungen im Bereich der Wundheilung wurden aufgegriffen und auch Psoriasis-Herde versuchsweise mit Strom behandelt. Hierbei zeigte sich, daß bei Anwendung von Gleich- und Indifferenzstrom eine Rückbildung von Psoriasis-Herden erreicht wurde. Diese ersten Studienergebnisse müssen allerdings noch durch weitere Untersuchungen bestätigt werden.

Eigenbluttherapie

Bei der Eigenbluttherapie wird venöses Blut entnommen und direkt wieder in den Körper appliziert, meist als intra- und subkutane oder intramuskuläre Injektion. Neben der „nativen Eigenblutbehandlung", bei der das Blut ohne weitere Zusätze oder Veränderungen verabreicht wird, gibt es zahlreiche Varianten. Hierzu zählt die Zugabe von pflanzlichen Präparaten oder anderen Wirkstoffen. Bei der „UV-B" (ultraviolette Bestrahlung des Blutes) wird das entnommene Blut UV-behandelt. Bei der „großen Eigenblutbehandlung" wird das Blut mit Sauerstoff aufgeschäumt und dann ebenfalls UV-bestrahlt. Die „potenzierte Eigenblutbehandlung" beinhaltet eine homöopathische Verschüttelung des Blutes vor der Rückführung.

Die Eigenblutbehandlung wurde um die Jahrhundertwende systematisch untersucht und in zahlreichen Bereichen der Medizin von August Bier, einem Wiener Chirurgen, beforscht. Spiethoff setzte sie zur gleichen Zeit bei dermatologischen Erkrankungen ein. Seitdem wurde die Eigenblutbehandlung in der alternativ-medizinischen Behandlung, zum Teil auch zur „Umstimmung" in der konventionellen Dermatologie verwendet. In den letzten 30 Jahren hat sie gegenüber den neuentwickelten dermatologischen Therapien jedoch weiter an Bedeutung verloren und wird in der konventionellen Therapie nur noch vereinzelt verwendet. Da aus der neueren Zeit keine systematischen, kontrollierten Wirksamkeitsstudien vorliegen und die Wirkungsweise des applizierten Blutes im Gewebe nicht ausreichend erforscht ist, wird sie von den meisten Dermatologen nicht als sinnvoll anerkannt. Allerdings haben sich in den letzten Jahren einige Anwendungsbereiche der „Bearbeitung von körpereigenem Blut" ergeben, die Eigenblutbehandlungen darstellen und eine höhere Akzeptanz besitzen. Hierzu zählt die Verwendung von Blutprodukten (z.B. PDWHF (Platelet derived wound healing factor)) einem Wachstumsfaktor für Wunden aus Thrombozyten, der bei Problemwunden eingesetzt wird. Auch wird die UV-Bestrahlung des entnommenen körpereigenen Blutes im Rahmen der ECP (extracorporalen Photopherese) als moderne Therapie durchgeführt, bei der dem Körper größere Mengen von Blut entnommen, daraus die Blutzellen entfernt und anschließend nach UV-Bestrahlung zurückgegeben werden.

Enzymtherapie

Im Rahmen der Enzymtherapie werden vorwiegend Enzyme pflanzlicher Herkunft äußerlich oder (häufiger) innerlich angewendet. Die Enzymtherapie weist somit zahlreiche Überschneidungen zur Phytotherapie auf. Demgemäß stellt sie auch eine sehr alte Therapieform dar, die beispielsweise von den Inkas gepflegt wurde. Sie setzten bei Wunden Ananassaft ein, der, wie wir inzwischen wissen, zahlreiche pflanzliche Enzyme wie das Bromelain aufweist. Diese Enzyme haben eine wundreinigende und wundheilungsfördernde Wirkung. Ebenfalls aus der traditionellen Medizin stammt die Anwendung von tierischen Enzymen in der Wundheilung, z. B. von Krill-Extrakt, einem Meerestierchen, das ursprünglich von skandinavischen Fischern verwendet wurde und sich inzwischen als ein hoch wirksames Wundheilungsmittel erwiesen hat.

Ein weiterer interessanter Bereich der Enzymtherapie ist die Tumorbehandlung, da sich gezeigt hat, daß pflanzliche Enzyme auf die Oberflächenbeschaffenheit von Tumorzellen Einfluß nehmen können und möglicherweise zur „Entlarvung" maskierter Tumorzellen beitragen.

Die Frage nach der Aufnahme von Enzymen durch den Darm in den Körper war über lange Zeit umstritten. Bei Aufnahme über den Darm scheint es aber tatsächlich zu einem Übertritt von aktiven Enzymmolekülen in den Blutkreislauf zu kommen, so daß eine systemische Wirkung der Enzyme möglich erscheint.

Die Wirksamkeit der Enzymtherapie bei Psoriasis ist bisher weder für die äußerliche noch für die innerliche Anwendung erwiesen. Kontrollierte Studien fehlen, so daß eine Empfehlung nicht ausgesprochen werden kann. Im Gegensatz zur reinigenden Wirkung bei Wunden sowie zur abschwellenden Wirkung bei Ödemen erscheint es fraglich, ob die entzündlichen Vorgänge bei der Psoriasis durch die Enzymwirkung ausreichend beeinflußbar sind.

Nährstofftherapie

Hierunter versteht man die Anwendung von Vitaminen, Mineralien und Spurenelementen zu therapeutischen Zwecken. Die Nährstofftherapie (Orthomolekulare Medizin) geht auf Linus Pauling zurück, den amerikanischen Chemie-Nobelpreisträger, der die hochdosierte Anwendung von Vitamin C als vorbeugende Maßnahme gegen Krebs empfahl. Durch die in den letzten 30 Jahren stark weiterentwickelte biochemische Forschung ist inzwischen bekannt, daß der Körper eine Vielzahl von Vitaminen, Spurenelementen und weiteren Nährstoffen in jeweils geringerer Menge benötigt. Mängel an diesen Nährstoffen äußern sich mitunter mit zeitlicher Latenz, können aber zu typischen Krankheitserscheinungen führen. An der Haut äußert sich beispielsweise ein Zinkmangel, etwa bei unzureichender Aufnahme über den Darm, in Form von Wundheilungsstörungen und trockener Hautentzündung. Mangelerscheinungen an der Haut sind auch für Vitamine bekannt, z. B. die Skorbut-Krankheit bei Vitamin-C-Mangel.

Zwar sind in den westlichen Ländern aufgrund der permanenten Verfügbarkeit aller wichtigen Lebensmittel keine notbedingten Mangelerscheinungen zu verzeichnen, doch weisen durchaus nicht wenige Jugendliche und junge Erwachsene latente Unterversorgungen auf, wenn sie eine einseitige „Fast-Food"-Nahrung zu sich nehmen. Die Frage der Nährstoffversorgung ist grundsätzlich auch in Phasen eines erhöhten Bedarfes wichtig, z. B. bei Schwangerschaft, schweren oder chronischen Erkrankungen, Rekonvaleszenz. In diesen Phasen sollte geklärt werden, inwieweit durch eine unterstützende Zufuhr zusätzlicher Vitamine und Spurenelemente eine Verbesserung des Zustandes erreicht werden kann.

Obwohl sich in einigen Studien verringerte Konzentrationen von Zink und Selen im Serum von Patienten mit Psoriasis fanden, hat die Gabe dieser Mineralien in Studien keinen positiven Einfluß auf die Erkrankung gehabt. Unter den Vitaminen werden besonders Vitamin A und Vitamin D mit der Psoriasis in Verbindung gebracht. Eine eindeutige Wirkung auf die Psoriasis haben jedoch lediglich Abkömmlinge dieser Vitamine (siehe Dermatologische Therapie). Insgesamt hat die Nährstofftherapie, obwohl häufig für die Psoriasis propagiert, keinen erwiesenen Nutzen erbracht.

Bioelektronische Verfahren

Mit der Entwicklung immer feinerer physikalischer Meßinstrumente im Laufe des 20. Jahrhunderts wurde in der Medizin vielfach der Wunsch geweckt, Körperfunktionen und Erkrankungszustände an Hand von physikalischen Messungen zu erfassen. Zwar kann der menschliche Körper auch als ein elektromagnetisches Phänomen verstanden werden, doch zeigte sich schnell, daß die Vielfalt der biologischen Vorgänge im Körper durch physikalische Meßverfahren nicht annähernd wahrheitsgetreu abgebildet werden kann.

Dennoch wurden zahlreiche Meßverfahren entwickelt und postuliert, mit denen Krankheitszustände vermeintlich beschrieben werden können. Zu den häufigsten auch heutzutage noch verwendeten Verfahren gehören die Bioresonanztherapie und die Elektroakupunktur nach Voll. Da diese Verfahren auch im Zusammenhang mit der Psoriasis eingesetzt werden, sollen sie nachfolgend kurz erläutert und kommentiert werden.

Bioresonanztherapie

Bei der Bioresonanztherapie werden „Schwingungen" des Körpers von einem Meßgerät aufgenommen und verarbeitet. Handelt es sich um harmonische, regelmäßige Schwingungen, so kann der körperliche Zustand als gesund angesehen werden. Sind die Schwingungen unregelmäßig, so werden hieraus Schlüsse auf bestimmte, zuzuordnende Störungen im Organismus gezogen.

Für den Bereich der dermatologischen Therapie liegen bislang nur systematische Untersuchungen zur Wirksamkeit der Bioresonanztherapie bei der Neurodermitis vor. Hier konnte in exakten wissenschaftlichen Erhebungen kein Anhalt für die

Wirksamkeit und Aussagekraft dieses Verfahrens gefunden werden. Aufgrund dieser Ergebnisse und fehlender Daten zur Psoriasis-Behandlung kann die Bioresonanztherapie mit ihren Varianten nicht zur Diagnostik und Behandlung der Psoriasis empfohlen werden.

Elektroakupunktur nach Voll

Bei diesem Verfahren werden an Akupunkturpunkten, insbesondere der Finger und Hände, Messungen des Hautwiderstandes durchgeführt. Aus den Meßergebnissen sollen Rückschlüsse auf den Gesundheitszustand der damit verbundenen Organe und Körperfunktionen getroffen werden. Die Elektroakupunktur nach Voll wird auch zur Ermittlung geeigneter Therapeutika eingesetzt, indem diese (besonders Homöopathika) in Glasampullen in das Stromfeld gebracht und anhand von Veränderungen des Stromflusses beurteilt werden.

Auch für die Elektroakupunktur nach Voll liegen im Bereich von Hauterkrankungen keine seriösen Studien vor, die die Aussagekraft und therapeutische Wirksamkeit dieses Verfahrens belegen. Die Elektroakupunktur hat sich in eigenen klinischen Testungen als unzuverlässig und in den Ergebnissen nicht ausreichend reproduzierbar erwiesen, so daß für dieses Verfahren bei der Psoriasis keine Empfehlung ausgesprochen werden kann.

Wir fassen zusammen: Im Bereich der Alternativmedizin wird eine Vielzahl von Verfahren zur Behandlung der Psoriasis eingesetzt. Nur ein Teil dieser Verfahren, besonders die klassischen Naturheilverfahren, wurden in kontrollierten Studien auf ihre Wirksamkeit wissenschaftlich untersucht. Einige der Verfahren kommen insbesondere unterstützend zur konventionellen Behandlung in Frage.

9. Die zehn häufigsten Fragen an den Hautarzt

1. Was ist die Ursache der Schuppenflechte?
Die Schuppenflechte beruht auf einer erblichen Veranlagung zu einer Entzündung und vermehrten Neubildung von Zellen in der Oberhaut. Auf der Basis dieser Veranlagung können zahlreiche Faktoren zur Schuppenflechte beitragen, darunter Infekte, Medikamente, „Streß", innere Erkrankungen, übermäßiger Alkoholgenuß und Übergewicht.

2. Ist die Psoriasis ansteckend?
Nein. Keine der Psoriasis-Formen kann auf eine andere Person übertragen werden.

3. Ist die Psoriasis heilbar bzw. wie kann man sie behandeln?
Die Veranlagung zur Psoriasis ist grundsätzlich nicht heilbar. Dennoch gibt es zahlreiche Medikamente, mit denen eine weitgehende Erscheinungsfreiheit erreicht werden kann. Zusammen mit den Möglichkeiten der Vorbeugung von Psoriasis-Schüben kann somit den meisten Betroffenen geholfen werden.

4. Gibt es Nahrungsmittel, die bei man bei einer Psoriasis nicht essen sollte?
Die Psoriasis ist keine typischerweise durch Nahrungsmittel provozierte Erkrankung. Eine „Psoriasis-Diät", die für alle Betroffenen Gültigkeit hat, gibt es daher nicht. Verzichtet werden sollte auf übermäßigen Alkoholkonsum, zu fettes Essen, zu hohe Kalorienaufnahme und auf individuell bestehende unverträgliche Nahrungsmittel.

5. Welche Kleidung ist bei einer Psoriasis zu bevorzugen?
Hinsichtlich der Kleidungswahl gilt, daß diese individuell getroffen werden kann. Unverträglichkeiten von Textilien sind bei Patienten mit Psoriasis nicht häufiger als bei Gesunden. Grundsätzlich zu empfehlen ist eine luftige Kleidung mit einem eher hohen Anteil an Baumwoll- und Naturfasern.

6. Wie kann man einem erneuten Ausbruch der Erkrankung vorbeugen?

Die Vorbeugung richtet sich nach den individuellen Auslösefaktoren, welche selbstverständlich zu meiden sind. Trägt etwa eine Infektneigung mit häufigeren Mandelentzündungen zum Ausbruch der Erkrankung bei, so sollten diese HNO-ärztlich behandelt werden. Allgemeine Maßnahmen zur Vorbeugung sind genügend Bewegung, Vermeidung oder bessere Bewältigung von „Streß", moderates Essen mit Aufnahme nur mäßiger Kalorien und Verzicht auf Alkohol. Des weiteren kann bei manchen Patienten die rechtzeitige Anwendung von Psoriasis-Salben auf beginnenden Herden eine weitere Ausdehnung und Verschlechterung bremsen.

7. Gibt es Einschränkungen bei der Berufswahl und bei Hobbys?

Für die Berufswahl hat eine Schuppenflechte bei jungen Menschen besondere Bedeutung, wenn neben den Hauterscheinungen eine Arthritis psoriatica vorliegt. In diesem Falle können sich durch die Gelenkbeschwerden Einschränkungen in der Beweglichkeit ergeben. Weiterhin ist zu beachten, daß bei stärkerer Psoriasis im Laufe des Berufslebens immer wieder Phasen mit erhöhter Schuppungsneigung auftreten können. Obwohl die Psoriasis nicht ansteckend ist, bestehen in Berufen mit Publikumsverkehr und mit Lebensmittelkontakt (z. B. Fleischfachverkäufer, Servierer, Bäcker) bei vielen Arbeitgebern noch Vorbehalte gegenüber Mitarbeitern mit Schuppenflechte. Dies stellt keinen Hinderungsgrund für die Berufswahl dar, die möglichen Vorbehalte seitens der Arbeitgeber sollten jedoch zumindest bekannt sein.

8. Bekommt mein Kind auch die Schuppenflechte?

Aufgrund der Vererblichkeit der Schuppenflechte haben Kinder von Personen mit Psoriasis gegenüber Kindern ohne genetische Vorbelastung ein höheres Risiko, an Schuppenflechte zu erkranken. Dieses Risiko wird mit 15−35% eingeschätzt. Das Risiko ist höher, wenn beide Eltern an Schuppenflechte erkrankt sind.

9. Was kann ich selbst zum Heilungsverlauf beitragen?

Dem Patienten kommt selbst die wichtigste Rolle bei der Behandlung und Heilung der Schuppenflechte zu. Wichtig ist die Einhaltung der vereinbarten Behandlungsmaßnahmen, die weitgehend selbst angewendet werden können. Darüber hinaus gibt es zahlreiche Möglichkeiten zur Vermeidung neuer Schübe oder eines anhaltenden Entzündungsdrucks. Hierzu gehören die schon genannten Pflege- und Ernährungsmaßnahmen. Auch der bewußte Umgang mit der Erkrankung, das Erkennen von Verschlechterungsfaktoren auf die Erkrankung gehören zu den Beiträgen, die der Betroffene persönlich leisten kann.

10. Welche Rolle spielen Naturheilverfahren?

Einige Naturheilverfahren können in Ergänzung zu den konventionellen Verfahren sinnvoll eingesetzt werden. Hierzu gehören z. B. die Pflanzentherapie, viele physikalische Verfahren (Sonne, Wasser, Salzbäder) und die Ernährungstherapie. Für viele andere alternativ-medizinische Verfahren sind Wirksamkeit und Nutzen bei der Psoriasis nicht belegt.

10. Glossar verwendeter Fachbegriffe

8-Methoxypsoralen   (8-MOP) In Deutschland gebräuchlichste Substanz bei der PUVA-Therapie, die die Lichtempfindlichkeit der Haut erhöht.

Arthritis psoriatica   Gelenkentzündung im Zusammenhang mit der Psoriasis.

Balneo-Phototherapie   Bezeichnung für die Kombination aus einer Badebehandlung (Solebad, PUVA) und nachfolgender UV-Behandlung.

Calcipotriol   Chemischer Abkömmling des Vitamins D, wird äußerlich in Salben gegen die Psoriasis angewendet.

Cignolin   siehe Dithranol

Corticosteroide   Chemische Verwandte des Cortisols, eines körpereigenen Hormons mit antientzündlichen Eigenschaften.

Cyclosporin A   Immunsuppressive Substanz, die bei schweren Formen der Psoriasis eingesetzt werden kann.

Dermatitis   Jede Form von Entzündung der Haut wird als Dermatitis bezeichnet.

Dithranol   Teerähnliche Substanz, die äußerlich angewendet zur Verminderung der Hautentzündung beiträgt; Vorsicht: in höheren Konzentrationen hautreizend.

Effloreszenz   Medizinischer Begriff für eine einzelne Hauterscheinung.

Ekzem   Besondere Form der Hautentzündung, die mit Rötung, zum Teil Juckreiz und Vergröberung der Haut einhergeht. Die Psoriasis stellt keine Ekzemform dar.

Epidermis   Oberhaut, oberste Zellschichten der menschlichen Haut.

Erythem	Jede Art von Rötung der Haut.
Erythrodermie	Am gesamten Körper auftretende entzündliche Rötung, kann auch bei Psoriasis vorkommen.
Fumarsäureester	Gruppe von immunsuppressiven Substanzen, die bei schweren Formen der Psoriasis eingesetzt werden können.
Heliotherapie	Behandlung mit Sonnenlicht.
Hyperkeratose	Verstärkte Verhornung der Oberhaut, tritt nicht nur bei der Psoriasis auf, sondern z. B. auch bei Schwielen.
Hyperproliferation	Verstärkte Vermehrung von Zellen der Oberhaut.
Immunsuppressiva	Oberbegriff für Substanzen, die bei äußerlicher oder innerlicher Anwendung die Immunfunktionen des Körpers hemmen.
Keratinozyten	Oberhautzellen, die über 90 % der Oberhaut ausmachen. Die Schuppenbildung bei der Psoriasis beruht auf einer übermäßigen Vermehrung und fehlenden Ausreifung dieser Keratinozyten.
Keratolytika	Gruppe von Substanzen, die Hautschuppen ablöst (z. B. Salicylsäure).
Lymphozyten	Untergruppe von weißen Blutkörperchen, die an der Entzündungsreaktion in der Haut beteiligt sind.
Methotrexat	Immunsuppressive Substanz, die bei schweren Formen der Psoriasis eingesetzt werden kann.
Photosoletherapie	Kombinierte Behandlung mittels Salzbädern (Sole) und nachfolgender UV-Behandlung.
Prädilektionsstellen	Vorherrschende, typische Lokalisationen einer Hauterkrankung. Bei der Psoriasis besonders die Streckseiten von Armen und Beinen, der tiefe Rücken, die Stirn-Haar-Grenze und der Bereich hinter den Ohren.

Psoriasis	Medizinischer Begriff für die Schuppenflechte.
Psoriasis arthropatica	Variante der Psoriasis, die mit Gelenkentzündungen einhergeht; dies kommt bei etwa 5 bis 10% der Patienten vor.
Psoriasis guttata	Beschreibung von Psoriasis-Herden in der Größe von Tröpfchen.
Psoriasis inversa	Variante der Psoriasis, bei der nicht die typische Streckseiten-Betonung, sondern Beugeseiten-Betonung vorliegt.
Psoriasis nummularis	Beschreibung von Psoriasis-Herden in der Größe von Münzen.
Psoriasis palmo-plantaris	Variante der Psoriasis, die an den Handinnenseiten und Fußsohlen auftritt, häufig mit Pustelbildung oder ähnlich einem Ekzem.
Psoriasis pustulosa	Variante der Psoriasis mit Pustelbildung.
Pusteln	Pusteln sind Eiterbläschen, die Bakterien enthalten oder steril sein können.
PUVA-Therapie	Kombination aus Psoralen und UV-A; dem Körper werden äußerlich oder innerlich lichtsensibilisierende Substanzen (Psoralene) zugeführt und nachfolgend eine UV-A-Bestrahlung appliziert. Die Wirkung der UV-Strahlen wird hierdurch erhöht. Die äußerliche Anwendung des Psoralens (vor allem 8-MOP) wird in Teil- oder Vollbädern durchgeführt, die innerliche Gabe in Tablettenform.
Salicylsäure	Säure mit schuppenlösenden Eigenschaften, die in Salbenform in 3–10%iger Konzentration bei Psoriasis angewendet wird. Neuentwickeltes Vitamin-D-Präparat, ähnlich (→) Calcipotriol.
Tazarotene	Neuartige chemische Substanz, die Ähnlichkeit mit Vitamin A hat und zur äußerlichen Behandlung der Schuppenflechte angewendet wird.

Teer	Aus Steinkohle, Erdöldestillaten oder Holzdestillaten gewonnene Substanz, die in verdünnter Form an der Haut entzündungshemmende Eigenschaften hat.
Tüpfelnägel	Kleine Furchungen der Nägel bei u. a. Psoriasis.
UV-Therapie	Behandlung mit natürlichem UV-Licht (Sonnenlicht, Heliotherapie) oder künstlichen UV-Lampen. Therapeutische Verwendung findet das Licht aus den Bereichen UV-B (290–320 nm Wellenlänge) und UV-A (320–400 nm). Bei der Psoriasis erfolgt oft eine kombinierte UV-A/UV-B-Behandlung.
Vitamin A	Lebensnotwendige Substanz, die vom Körper nicht synthetisiert werden kann und in verschiedenen Formen aufgenommen werden muß. Sie spielt u. a. für den Sehvorgang, aber auch für die Zellatmung eine Rolle. Abkömmlinge des Vitamins A werden innerlich (Acetretin) und äußerlich (Tazarotene) bei der Psoriasis angewendet.
Vitamin D	Körpereigener Hormonstoff, der zahlreiche Wirkungen u. a. auf den Knochenstoffwechsel und die Immunfunktion im Körper hat. Abkömmlinge von Vitamin D werden äußerlich zur Psoriasistherapie eingesetzt (siehe Calcipotriol).

11. Informationen – Literatur und Anschriften

1. Literatur

Über die Psoriasis sind mehrere lesenswerte Bücher erschienen, die sich sowohl an Patienten wie auch an interessierte Angehörige richten. Nachfolgend wird eine Auswahl ohne Anspruch auf Vollständigkeit dargeboten.

Borelli, Siegfried; Engst, Reinhard: *Schuppenflechte*. Ursachen und Auslöser, Symptome und Diagnose, Therapie und Lebensführung, Falken Verlag 1995

Burkhardt, Dietlinde: *Rat und Hilfe bei Schuppenflechte*. Die neuesten Erkenntnisse zur Behandlung der Psoriasis. Hautpflege, richtige Ernährung, psychologische Aspekte, Südwest Verlag 1998

Geiss, Heike M. K.: *Schuppenflechte*. Psoriasis, Ehrenwirt Verlag 1992

Meffert, Hans: *Schuppenflechte*, Ullstein Medicus 1994

Meffert, Hans: *Schuppenflechte*. Ursachen, Entstehung und Verlauf. Erfolgreiche Behandlungsmethoden. Mit der Erkrankung leben, Verlag Gesundheit 1999

Novotny, Frantisek; Hajek, Jaroslav: *Wie soll man mit der Psoriasis leben?* Habt keine Angst, es ist nicht ansteckend, es ist bloß ,Schuppenflechte', Ensthaler Verlag 1994

Schmiedel, Volker; Augustin, Matthias: *Handbuch Naturheilkunde*. Methoden, Anwendung, Selbstbehandlung, Haug Verlag 1998

Wormer, Eberhard J.: *So lindern Sie wirksam Schuppenflechte*. Alles über Ursachen und Therapie, Midena Verlag 1997

2. Selbsthilfegruppen

Zur Psoriasis gibt es die nachfolgenden beiden Bundesverbände, zu denen eine Vielzahl von regionalen und lokalen Einrichtungen gehören.

Deutscher Psoriasisbund (DPB) Hamburg e.V.
Oberaltenallee 20 a
22081 Hamburg
Tel.: 0 40-2 27 09 85/Fax: 0 40-2 27 09 86

Psoriasis Forum e.V.
Gräfestr. 16 SF
10967 Berlin-Kreuzberg
Tel.: 0 30-6 93 87 02

3. WorldWideWeb-Seiten zur Psoriasis

http://www.derma.de
Zugang zu den gemeinsamen Seiten der Deutschen Dermatologischen Gesellschaft und des Berufsverbandes Deutscher Dermatologen (BVDD).

http://www.derma.de/ddg
Homepage der Deutschen Dermatologischen Gesellschaft. Zahlreiche Informationen für Hautkranke.

http://www.haut.de
Homepage des Berufsverbandes Deutscher Dermatologen (BVDD). Informationsdienst für Hautkranke (derminform).

http://www.psoriasisbund.de
Homepage des Deutschen Psoriasisbundes, einer Selbsthilfegruppe von Psoriasis-Erkrankten mit großer Mitgliederzahl. Dazu Adressen für Betroffene und Wissenswertes über die Schuppenflechte. Möglichkeit zur Kontaktaufnahme und aktiven Mitarbeit.

http://medien.freepage.de/n+s-selbsthilfe/index.html
Selbsthilfegruppe Neurodermitis und Schuppenflechte. Für Betroffene gedacht, die den Austausch mit Betroffenen suchen, dazu Informationen zur Krankheit. Kontakte bzw. Fragen und Anmerkungen möglich.

http://members.xoom.com/cezett/psoweb/index.htm
Psoriasis-Netz. Gut gemachte Seite. Bietet eine Vielzahl von Informationsmöglichkeiten: Wissenswertes zur Erkrankung und Erfahrungsberichte, Therapiemöglichkeiten, Literatur- und Linkliste, Adressen und Verweise auf Presseberichte.

http://www.psoaktuell.com
Homepage der Zeitschrift „PSOaktuell" mit Informationen zum aktuellen Heft, zu Behandlungstrends und Medikamenten aus der Sicht von Betroffenen und Fachleuten, Adressen und Links.

http://www.uni-duesseldorf.de/WWW/Il/derm-002.htm
Leitlinien der Deutschen Dermatologischen Gesellschaft zur Psoriasis-Therapie mit einer Übersicht über klinische, diagnostische und therapeutische Aspekte der Psoriasis. Für Ärzte und Laien interessant.

http://www.psoriasis.de
Kommerzielle Seite mit Produktinformationen und allgemeinen Patientenhinweisen zu Hauterkrankungen.

http://www.schuppenflechte.de
Kommerzielle Seite mit nur geringem Informationsspektrum.

http://www.psoriasis.ch
Kommerzielle Seite mit Produktinformationen und allgemeinen Patientenhinweisen zu Hauterkrankungen.

4. Fachverbände der Hautärzte

Deutsche Dermatologische Gesellschaft
Letzter Hasenpfad 61
60598 Frankfurt a. Main
Tel. 069/60909531
Fax: 069/60909540

Berufsverband Deutscher Dermatologen
Geschäftsstelle Ärztehaus
Hofstr. 5
97070 Würzburg
Tel.: 0931/3534733
Fax: 0931/3534735

Österreichische Dermatologische Gesellschaft
Universitätsklinik für Dermatologie
Allgemeines Krankenhaus der Stadt Wien
Währinger Gürtel 18–20
A-1090 Wien
Tel.: 0043-1/4047701
Fax: 0043-1/4081928

Schweizerische Gesellschaft für Dermatologie und Venerologie
Dermatologische Klinik
Universitätsspital Zürich
Gloriastr. 31
CH-8091 Zürich
Tel.: 0041-1/2552550
Fax: 0041-1/2554403

5. Adressen von Fachkliniken für die Behandlung der Psoriasis

Genannt sind nur Kliniken mit dermatologisch-fachärztlicher Betreuung.
Für die Vollständigkeit wird keine Gewähr übernommen.

Ostsee-Klinik, Prof.-Dr.-Vogel-Str. 6, 18209 Heiligendamm

Kinder-Rehazentrum Fehmarn, Südstrandpromenade, 23769 Burg a.
Fehmarn

Asklepios Nordseeklinik Westerland GmbH & Cie., Norderstr. 81, 25980 Westerland/Sylt

Nordseeklinik Norderney, Bülowallee 6, 26548 Norderney

Bundesknappschaftsklinik Borkum, Boeddingshausstr. 25, 26757 Borkum

Klinik für Dermatologie und Allergie, Jann-Berghaus-Str. 43–49, 26757 Borkum

Nordseeklinik der LVA-Rheinprovinz, Bubertstr. 4, 26757 Borkum

Rehaklinik Borkum Riff der BfA, Hindenburgstr. 126, 26757 Borkum

Klinik am Kurpark, Parkstr. 23–24, 32105 Bad Salzuflen

Artemed-Fachklinik Prof. Dr. Dr. Salfeld GmbH, Portastr. 33–35, 32545 Bad Oeynhausen

TOMESA-Fachklinik, Riedstr. 19, 36364 Bad Salzschlirf

Fachklinik Bad Bentheim, Am Bade, 48455 Bad Bentheim

Johann-Wilhelm-Ritter-Klinik, Parkstr. 35–37, 49214 Bad Rothenfelde

Klinik „Saffenburg", Fachklinik für Dermatologie, Mittelstr. 70, 53474 Bad Neuenahr-Ahrweiler

Kurklinik Bad Rappenau GmbH, Salinenstr. 14, 74906 Bad Rappenau

Abteilung Dermatologische Rehabilitation, Klinik St. Urban und Universitäts-Hautklinik Freiburg, Sebastian-Kneipp-Str. 13, 79104 Freiburg

Psorisol Therapiezentrum GmbH, Jann-Berghaus-Str. 43–49, 91217 Hersbruck

Klinik für Dermatologie und Allergie, Alexanderhausklinik, Tobelmühlestr. 2, CH-7270 Davos/Schweiz

12. Register

C.H.BECK ■ WISSEN

in der Beck'schen Reihe

Zuletzt erschienen: